ÉTUDES EXPÉRIMENTALES

SUR LE MODE D'ACTION

DE L'ERGOT DE SEIGLE

PAR

CHARLES-LUCIEN HOLMES

DOCTEUR EN MÉDECINE,

Ancien interne des hôpitaux de Paris.

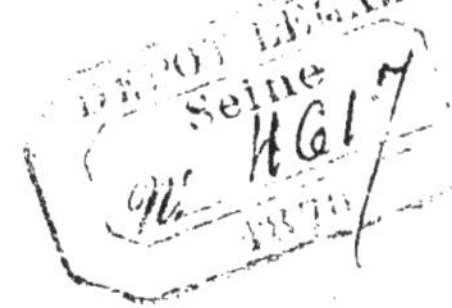

PARIS

VICTOR MASSON ET FILS

PLACE DE L'ÉCOLE-DE-MÉDECINE

1870

ÉTUDES EXPÉRIMENTALES

SUR LE MODE D'ACTION
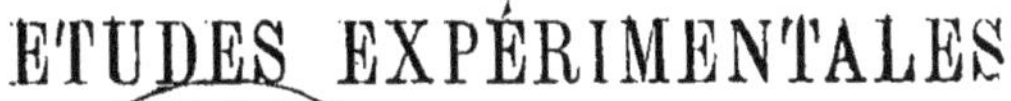

DE L'ERGOT DE SEIGLE

PAR

CHARLES-LUCIEN HOLMES

DOCTEUR EN MÉDECINE,

Ancien interne des hôpitaux de Paris.

PARIS

VICTOR MASSON ET FILS

PLACE DE L'ÉCOLE-DE-MÉDECINE

1870

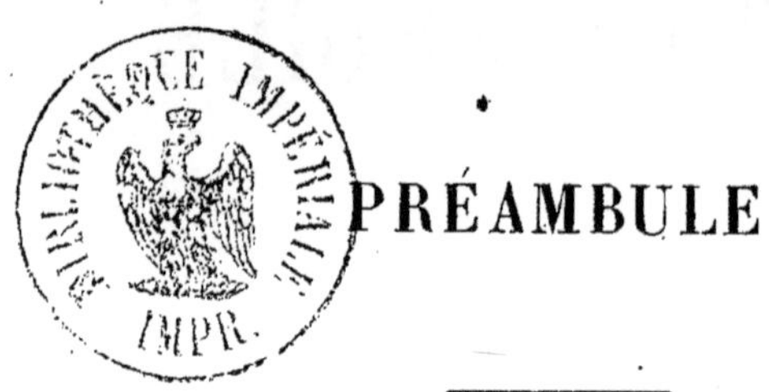

PRÉAMBULE

En présentant à mes juges cette thèse, où j'ai réuni à peu
près tout ce que j'ai trouve de plus clair dans mes expériences
et mes lectures depuis bientôt dix-huit mois, je dois cependant
me réclamer de leur indulgence pour toutes les lacunes et les
imperfections qu'on ne peut manquer d'y relever, si on l'exa-
mine d'un œil sévère ; je les reconnais d'avance, et les regrette
vivement. Me permettra-t-on d'en présenter en quelques mots
mes explications ou mes excuses, afin de justifier, s'il est possible, cette indulgence que je demande ?

On s'étonnera, sans doute, de ce que je me suis si exclusivement attaché à l'étude des effets de l'ergot de seigle sur le
système vasculaire, négligeant, en apparence, son action sur
les autres organes pourvus de fibres musculaires lisses, et en
particulier l'utérus.

Je répondrai que tout organe ou système d'organes doués de
fibres lisses me semblait pouvoir servir à aussi juste titre que

tous les autres à cette étude. Mais celui-là méritait la préférence qui permettait d'arriver aux conclusions les plus générales et les plus intéressantes. Or, il se trouve qu'en tous cas j'aurais eu à tenir compte des effets produits sur les vaisseaux : il était donc naturel de m'attaquer d'abord au système vasculaire, qui jouait un rôle si important dans tous les phénomènes à obscrver ; et j'ajouterai que j'y ai trouvé assez de problèmes pour renoncer promptement à étendre mes recherches au delà.

Mais dans les limites mêmes qui se sont ainsi resserrées, on pourra juger en plusieurs endroits que mes citations sont bien vagues, mes discussions bien peu approfondies, mes autorités bien mal mises en évidence. J'ai été, je puis dire, le premier à le regretter : mais comment être complet ? Dans quel détail n'aurait-il pas fallu entrer, par exemple, pour l'étude des symptômes de l'ergotisme, si j'avais dû citer pour chacun d'eux les auteurs qui le rapportaient, ceux qui n'en faisaient pas mention, ceux qui ne l'avaient pas observé, et rendre compte aussi de ces différences, quand c'était possible ? L'analyse physiologique y eût probablement gagné en exactitude et en autorité ; mais si vif qu'en fût mon désir, j'ai dû renoncer bientôt à le satisfaire, en voyant la quantité considérable de matériaux que l'exécution d'un tel plan m'obligeait à mettre en œuvre. J'en utilisai une petite partie : peut-être ce travail tentera-t-il quelque jour un plus capable et plus courageux que moi.

Que dirai-je des expériences que j'indique, et au sujet desquelles je me borne à constater que je ne les ai pas faites ? des conséquences que j'admets, en ajoutant qu'elles ne sont pas assez solidement établies ? des analyses détaillées d'expériences dont je crois qu'on pourrait tirer un grand parti, et dont je n'ai point su profiter ?

Je n'ose pas pousser trop loin cette critique de mon propre travail. Chacun sait comment, en physiologie, les questions et les problèmes se succèdent sans qu'on puisse même en entrevoir la solution définitive. Les meilleurs livres en cette science hérissée de difficultés, sont ceux où l'on en montre le mieux les doutes et les lacunes, au lieu de les masquer plus ou moins habilement à l'aide de conjectures ou de faits mal assurés. J'espère ne jamais en agir autrement, et je n'ambitionne rien de plus que cette sincérité. Trop heureux si j'ai toujours su imiter la réserve prudente et consciencieuse de mes maîtres.

Qu'on me permette, en finissant, de remercier MM. Hayem et Carville, préparateurs des cours d'anatomie pathologique et de physiologie à la Faculté de médecine, pour l'intérêt amical dont ils m'ont donné tant de preuves, et le concours bienveillant qui m'a rendu de si grands services dans le cours de mes recherches.

ÉTUDES EXPÉRIMENTALES

SUR LE MODE D'ACTION

DE L'ERGOT DE SEIGLE

HISTORIQUE

DU MODE D'ACTION DE L'ERGOT DE SEIGLE.

Les effets pernicieux de l'ergot de seigle, laissé par la négligence ou par l'ignorance parmi le grain employé à l'alimenta
tion, paraissent avoir été connus presque de tout temps. Tissot
cite de Galien quelques lignes qui s'y rapportent visiblement,
et où il indique avec exactitude les caractères du pain fabriqué
avec le grain malade. Bayle a trouvé dans Mézerai une citation
de Sigebert de Gemblours qui note en 1096 une maladie épidé-
mique gangréneuse, et remarque que le pain avait une coloration violette. Puis les observations se multiplient, depuis surtout le mémoire de la Faculté de Marpurg (1597) : Gaspard
Schwenkfeld (1603), Dodart (1676), Sennert (1709), Hoffmann, Langius (1718), Srinc et Burghart (1736), J. M. Müller (1742), et nombre d'autres, témoignent, par la multiplicité
et le détail de leurs observations, combien ces accidents étaient
fréquents et graves. Ces épidémies d'ergotisme se reproduisi-
rent souvent dans le cours du xviii⁰ siècle et le commencement
de celui-ci. On chercha à produire les accidents qui les carac-

térisaient et nombre de travaux, depuis Srinc (1736), Tessier (1748), Réad (1771), jusqu'à Bonjean (1845), Millet (de Tours) (1854) et Strahler (1856), firent connaître, à n'en pas douter, le rapport de causalité qui lie la présence de l'ergot dans le grain, aux accidents si graves qu'on lui attribue.

Mais les épidémies devinrent plus rares, par le progrès des procédés d'épuration du grain, et le soin qu'on mit à ces opérations. De plus, on connaissait, depuis Prescott et Stearns (1813-14) et Desgranges (1818), de nouvelles propriétés de l'ergot, qui suscitèrent de nouvelles recherches, à un autre point de vue. Ces auteurs surent, en effet, faire profiter la science de pratiques populaires connues depuis fort longtemps dans diverses parties de l'Europe. Je n'ai pas trouvé de quelle manière les médecins américains furent conduits à la découverte des propriétés *ocytociques* de l'ergot ; mais Desgranges, et d'autres auteurs, rapportent avoir eu connaissance de l'usage qu'en faisaient les matrones du Lyonnais et d'autres provinces, et en Allemagne.

C'étaient de nouveaux faits, apportés à la connaissance des praticiens, et de nouveaux problèmes à résoudre pour ceux qui cherchaient à se rendre compte des phénomènes physiologiques provoqués par les médicaments. Aussi, bientôt les travaux se multiplient, les applications les plus variées sont essayées, et dès 1835 on a pu dire que peu de médicaments avaient été plus étudiés que l'ergot de seigle.

Pareille proposition ne serait plus vraie aujourd'hui : ou du moins il faudrait y faire des réserves. Il est vrai, qu'en effet, après le point de vue toxicologique qui a occupé les deux derniers siècles, la question des usages thérapeutiques de l'ergot a suscité de nombreuses et très-belles recherches : il me suffira de rappeler les mémoires de Villeneuve, Levrat-Perrotton, Payan, Courhaut, G. Sée, Bonjean, Millet, Sam. Wright, Parola, Sovet, Gros, Griepenkerl, Strahier, Klebs, Willebrand, Drasche, Löbell, pour qu'on puisse juger si cette étude a été négligée.

Mais si l'on tient compte de la direction nouvelle qu'ont prise depuis une trentaine d'années les recherches thérapeutiques, on trouvera que, malgré cette multiplicité de publications, l'étude de l'ergot est pourtant restée en retard. En effet, on ne se contente plus aujourd'hui de connaître les effets complexes du médicament, tels qu'on les observe chez l'homme sain ou malade, ou chez les animaux. Le dévouement un peu inconsidéré des observateurs qui se prennent eux-mêmes pour sujets de leurs expériences, la description exacte des phénomènes observes par les cliniciens qui l'administrent dans les maladies, ne suffisent plus pour nous rendre compte de ce que nous cherchons à savoir. Il n'est pas besoin de citer de nombreux exemples de cette curiosité plus exigeante. On nous dit : L'atropine fait dilater la pupille ; nous demandons : Comment ? Est-ce en paralysant les fibres contractiles circulaires, ou le nerf moteur commun? Est-ce en augmentant l'action du grand sympathique ? Est-ce un phénomène réflexe, ou par action directe ? De même, encore, on se rappelle le nombre et l'admirable variété des expériences qu'a suscitées l'étude du mode d'action du curare, en particulier entre les mains de M. Cl. Bernard et de M. Vulpian.

Or, il est permis de dire qu'à ce point de vue, l'étude de l'ergot est peu avancée : j'ajoute que pour ce médicament, comme pour tous les autres, c'est au grand détriment de la pratique médicale et de la thérapeutique rationnelle. Je n'entreprendrai pas de prouver à nouveau cette proposition ; assez de plumes plus autorisées que la mienne ont défendu la physiologie devant le public médical, et l'on peut dire qu'elles ont cause gagnée. On a renoncé à se contenter de l'observation pure et simple, qui se résume dans la méthode numérique, pour l'étude des maladies ; personne, peut-être, aujourd'hui, ne défendrait l'empirisme presque grossier, et souvent dangereux, qui faisait le fond de la méthode thérapeutique des anciens. Ce n'est pas à dire qu'il n'y ait pas de bons médecins avant les progrès récents des études physiologiques ; le prétendre serait bien mal reconnaître le soin scrupuleux qu'ils apportaient à leurs observations, et le profit que nous en avons tiré. Mais il faut aussi reconnaître à leur talent et à leur expérience un grand défaut : celui de ne pouvoir se transmettre. Au contraire, l'importance fondamentale d'une méthode vient de ce que, non-seulement elle guide dans leurs recherches ceux qui l'ont étudiée, mais encore qu'elle est indéfiniment transmissible, car, une fois établie, elle est accessible à tout le monde. C'est un point de vue qui n'a pas échappé aux philosophes de l'école positiviste : le développement que lui ont donné Auguste Comte et Stuart Mill en fait foi, et ne saurait être trop souvent rappelé.

Si j'ai cité ces grands noms, ce n'est pas, je m'empresse de le dire, que j'aie eu la prétention de marcher sur leurs traces et de fonder ou même d'indiquer ce que doit être la méthode physiologique : j'en reconnais trop bien la difficulté pour porter encore mes vues si haut.

Mais je crois pouvoir montrer que ces réflexions n'étaient pas étrangères au sujet qui m'occupe. En effet, revenons au point où nous avons laissé l'étude de l'ergot de seigle. On connaissait un grand nombre de faits pathologiques dont il était, à n'en pas douter, la cause ; le hasard et l'attention des praticiens lui avaient fait reconnaître des effets thérapeutiques précieux ; de quels moyens pouvait-on s'aider pour préciser les indications et contre-indications, les modes d'administration les plus favorables ? Ne fallait-il pas avant tout connaître son mode d'action ? Il le fallait, ou sinon il n'y avait d'autre ressource que de

— 11 —

l'essayer, au hasard, en observant ses effets, jusqu'à ce qu'on
eût éliminé toutes les conditions où ces effets étaient défavo-
rables : c'est là, l'empirisme, et l'on en voit sans peine les
longueurs et les dangers.

Or, pour connaître son mode d'action, il y avait deux voies à
suivre : le raisonnement et l'expérimentation. Le raisonnement
était, malgré l'apparence contraire, le chemin le plus long et
le plus incertain ; car, selon les idées hypothétiques qu'on se
faisait de l'action physiologique de cette substance, il était nécessaire qu'on arrivât comme conclusion à des conséquences
très-différentes, c'est-à-dire peu certaines. J'en pourrais montrer
des exemples.

Si un esprit plus judicieux, sachant mieux analyser les phénomènes observés, arrivait par ses déductions à leur donner
une interprétation exacte, ce n'était pas assez : on pouvait toujours discuter son raisonnement, tant que son point de départ
n'était pas un fait constaté, et que sa conclusion n'était pas elle-
même vérifiée directement. C'est ainsi que M. Gubler (1) est
arrivé à exprimer de la façon la plus nette et la plus précise,
l'action physiologique de l'ergot de seigle sur les fibres musculaires lisses, sans citer d'expériences directes, dont je n'ai
d'ailleurs rencontré que de vagues indices dans mes recherches.

On ne trouvera pas, j'espère, que ce résultat une fois atteint,
il n'était plus nécessaire de s'en occuper ; car, d'une part, un
fait constaté a plus de poids même qu'un raisonnement bien
conduit ; et d'autre part, je crois qu'on pourra tirer de mes
expériences quelques déductions qui ne paraîtront peut-être
pas dépourvues d'intérêt au point de vue des diverses applications thérapeutiques qu'on a faites de l'ergot de seigle.

(1) Gubler, *Commentaires thérapeutiques sur le Codex*, art. ERGOT. Paris,
1869.

Mais avant d'arriver à l'exposition de ces expériences, il est important que je rappelle rapidement les idées des auteurs qui se sont occupés du même sujet. On verra que, grâce au petit nombre de recherches physiologiques proprement dites, je devrai me contenter de citer les explications qu'ont données les auteurs, des faits pathologiques et thérapeutiques qu'ils connaissaient. Ce ne sera pas une étude historique de l'ergot à ces deux points de vue : elle a été faite plus d'une fois, et mieux que je ne saurais la faire, dans plusieurs grands ouvrages classiques, auxquels je renverrai le lecteur. Ce sera seulement une rapide exposition des diverses théories qu'on a proposées au sujet du mode d'action de l'ergot.

Le premier essai d'interprétation que j'aie relevé se trouve dans la thèse de J. M. Müller (1); il est très-explicite, mais peu clair : ce sont, dit-il, des parties salines et caustiques qui passent dans le sang, et qui irritent par leur âcreté extraordinaire les fibres musculaires, ce qui produit les convulsions (§ XVIII, p. 87-88.) Il en déduit un traitement antispasmodique (§ XXVII) et sudorifique, évacuant (§ XXVIII).

Il n'y a pas grand fonds à faire sur cette théorie : il nous faut bien admettre qu'un principe toxique a passé dans le sang, et ce premier fait est admis, comme nous le verrons, par la plupart des auteurs qui suivent : mais nous verrons varier le système sur lequel on fait agir ce principe. Tissot propose deux explications : 1° La substance nuisible agirait sur les nerfs et provoquerait les mouvements spasmodiques ; 2° elle déterminerait une espèce de putréfaction du sang, d'où la gangrène (1813).

Pour Virey, il y aurait une substance putrescible qui serait le principe « maladif ».

<hr>

(1) J. M. F. Müller, *Dissertatio de ergotismo.* Francfort-sur-l'Oder, 1742, in-4, in *Collection de Haller*, in-4, t. I. Lausanne, 1757.

Pour Sauvages, ce seraient quelques miasmes qui coagule-raient le sang.

Langius admet une viscosité et une âcreté particulières inhé-rentes au grain malade.

Bailly (1), après avoir cité ces opinions, renonce à une action directe sur le sang, qui n'en serait plus que le véhicule, et pense « que l'ergot a une manière d'agir spéciale, qui se dirige » d'abord sur le système nerveux, qu'il irrite fortement, ce » qui cause les convulsions; qu'ensuite son action se porte sur » le système musculaire du cœur et des grosses artères dont » il affaiblit considérablement la contractibilité, et que souvent » il anéantit en très-peu de temps; ce qui pourrait expliquer » la gangrène des extrémités, la stagnation et la coagulation du » sang dans les vaisseaux après la mort » (p. 11).

J'ai transcrit textuellement ce passage, parce que c'est le premier où j'aie trouvé l'hypothèse d'une action sur les vais-seaux; seulement, j'ajouterai que ce ne sont pas les grosses artères, mais plutôt les petites, dont les fonctions sont le plus influencées, et qu'il y a, à notre avis, non pas paralysie, mais contracture de ces conduits. Je remarquerai ici, une fois de plus, combien il est difficile de comprendre les phénomènes les plus simples de l'organisme, faute de données expérimentales : presque tous les auteurs, Schmieder, Srinc, Burghart, Müller, Langius, et Salerne, etc., insistent sur la petitesse du pouls, qui est filiforme, fuyant, quoique généralement régulier et peu modifié quant au rhythme; ils remarquent la pâleur ou la livi-dité des membres, leur refroidissement; c'est d'après ces indi-ces que Bailly conclut qu'il y a paralysie du cœur et des vais-seaux. Il est à peu près certain, aujourd'hui, que cette cause aurait précisément l'effet contraire : si le cœur était affaibli et

____

(1) A. A. P. Bailly, *Dissertation sur l'ergotisme*, Thèse in-1.. Paris, 1820, n° 170.

les vaisseaux paralysés, le pouls serait mou, mais large et plein, au lieu d'être petit, misérable et dur.

Gaspard (*Journal de physiologie*, 1822) revient aux propriétés putrides du seigle ergoté, et cite Fodéré, à l'appui de son explication : mais il semble qu'il ait confondu les taches livides et gangréneuses, avec les taches scorbutiques que provoquent les privations et les conditions hygiéniques détestables des camps, plutôt encore que l'usage d'aliments « à demi pourris ». Du reste les expériences de Gaspard, préoccupé de ces idées de putridité et d'empoisonnement septique, n'ont pas été assez nombreuses ni assez suivies pour apporter rien de nouveau à notre question ; seulement il administrait la décoction d'ergot, à haute dose, en injection dans la veine jugulaire de chiens : et il provoquait ainsi la plupart des accidents déjà observés, comme propres au début de l'action de fortes doses d'ergot : vertiges, faiblesse, ivresse, titubation ; vomissements, quelquefois purgation et évacuation d'urine ; paraplégie ; puis, fait important, dyspnée et faiblesse du pouls. Mort rapide.

Ses liquides étaient filtrés, et je n'ai pas trouvé dans la relation des autopsies qu'il pratiqua, rien qui indiquât des complications en outre des effets de l'ergot.

La même année, l'auteur anonyme de l'article ergot dans le *Dictionnaire abrégé des sciences médicales* (t. VII), ne voit dans l'empoisonnement ergotique rien de plus que « tous les » traits d'un empoisonnement par une substance très-irritante, » dont les effets varient en raison de la susceptibilité indivi- » duelle... etc., p. 58. » Or il se trouve que l'ergot est bien une des substances les moins irritantes parmi celles qui ont une action aussi énergique et aussi prompte.

Avant d'arriver à Courhaut et Villeneuve qui précisent mieux la manière d'agir de l'ergot, j'emprunte à ce dernier une citation d'un médecin américain, Hall, qui, « fécond en raison-

» nements contre le seigle ergoté, fait violence même à la puis-
» sance de l'observation, en soutenant que cette substance
» agit à la manière des poisons, causant de l'agitation, rendant
» le pouls petit et faible, agissant d'une manière vénéneuse sur
» le sang, et donnant à ce fluide des qualités également nuisi-
» bles à la mère et à l'enfant » (1) (p. 74).

Villeneuve aurait pu facilement répondre à ces reproches bizarres et peu précis, et qui ne témoignent pas d'une connaissance bien nette des effets qu'on peut attendre des médicaments. Il cite un autre médecin américain, Chatard, de Baltimore, dont il adopte à peu près l'opinion, quant à l'action prétendue spécifique de l'ergot sur l'utérus, et qui me paraît assez judicieuse. D'après Chatard, l'utérus pendant le travail, « est le centre d'une activité qui fait qu'il s'attribue une action » qui, dans tout autre cas, serait répandue sur tout l'orga» nisme. » (Villeneuve, p. 73.) De son côté, notre auteur dit, (*ibid*) : « La matrice est douée, pendant la gestation, d'une sen» sibilité plus exquise, et peut-être même particulière, et, » recevant ou exerçant des sympathies très-multipliées, peut » dans le moment de la parturition acquérir une sensibilité » telle qu'elle soit, sympathiquement, plus ou moins impression» nable par le seigle ergoté (2). » Je ne prétends pas accepter, pour mon compte, cette confusion de sympathies surexcitées et de sensibilité sympathiquement impressionnable, mais je crois qu'il y a dans ces deux opinions quelque chose de vrai : à savoir, qu'un organe entièrement musculaire, comme l'utérus, énormément développé comme il l'est à son summum au moment du travail, est admirablement préparé pour servir de

____

(1) Villeneuve, *Emploi du seigle ergoté pour accélérer l'accouchement.* Mém in-8, 1827.

(2) Courhaut, *Traité de l'ergot de seigle et de ses effets.* 1 vol. in-8. Châlon-sur-Saône, 1827.

réactif aux médicaments propres à agir sur des fibres musculaires lisses; e si aucun autre organe ne se montre aussi visiblement influencé par l'ergot de seigle, c'est qu'aucun n'est à aucune époque dans un état anatomique comparable. Aussi, des
doses dont on n'apprécierait pas l'effet sur un organisme à
l'état ordinaire, produiront pour cette raison un effet très-mar-
qué, si on les administre à une femme en couches, ou dans un
état plus ou moins analogue (polypes de l'utérus, môle hyda-
tique, etc.) : ce qui ne veut assurément pas dire qu'il y ait
aucune mystérieuse sympathie entre l'ergot de seigle et l'utérus
gravide.

Nous trouvons donc deux auteurs qui indiquent, bien que
d'une manière peu précise, une action sur les fibres musculaires lisses de l'utérus. De son côté, Courhaut arrivait la même
année, mais seulement par la considération des phénomènes
de la circulation pendant la vie, et l'état des vaisseaux après
la mort, à admettre une influence sur la « rétraction » des artères. Or, de ces deux sources d'informations, la seconde est
bien moins sûre que la première : tout le monde sait que, nor-
malement, les artères se rétractent, ou plutôt se contractent sur
le sang qu'elles contiennent, au moment où le cœur cesse de
leur en envoyer, et que cette contraction va presque toujours
jusqu'à les vider complétement. Je ne saurais dire comment
Courhaut a pu faire la part de cette cause d'erreur.

Quant aux phénomènes observés pendant la vie, nous y avons
déjà fait allusion, et si Courhaut a eu le mérite de les bien comprendre, il n'a pas celui de les avoir observés le premier. Nous
avons déjà parlé de la petitesse et de la dureté du pouls : ajoutons le développement des veines où le sang paraît s'accumuler
comme si un obstacle s'opposait à son mouvement vers le
cœur. Langius, Salerne, Trousseau, Maisonneuve, Bonjean,
Montanari, Millet, Griepenkerl citent plusieurs fois ce gonfle-

ment des veines. Salerne fait une autre remarque également curieuse, c'est que quand on saignait ces veines malades, il ne coulait que peu de sang, la saignée bavait, et le sang paraissait visqueux : il est le seul, je crois, qui ait fait cette observation. Il parlait de l'épidémie d'Orléans en 1748, et je n'ai pas noté s'il indique la proportion d'ergot contenue dans le grain. Ce phénomène ne paraît pas facile à expliquer, si ce n'est par la difficulté du passage du sang à travers les petits vaisseaux contractés, conformément à l'opinion de Courhaut. Du reste, nous aurons à revenir sur les effets de cette contraction.

Or, ce sont ces effets indirects de la contraction des artères qui ont mis Courhaut sur la voie, et après lui, un assez grand nombre d'auteurs ont adopté la même explication ; elle pouvait en effet, rendre compte de la manière dont l'oblitération des artères amenait le refroidissement, la pâleur livide des membres, puis leur gangrène. Mais, faute de connaître ou de pénétrer la cause de ce phénomène, qu'ils appelaient rétraction, il arriva, d'abord, que d'autres opinions purent s'élever ou se maintenir à côté de celle-là, et, ensuite, qu'il était nécessaire d'en chercher une autre, pour expliquer les phénomènes convulsifs, et l'action sur l'utérus, et les autres symptômes connus de l'ergotisme. On ne voyait pas que l'excès d'action de fibres musculaires lisses était le point commun à toutes ces manifestations.

C'est ainsi que Mialhe et Arnal, qui adopte son opinion, admettent que l'ergot agit sur les principes albuminoïdes du sang, et les coagule, comme il coagule l'albumine de l'œuf. Cette hypothèse est en contradiction formelle avec le résultat des autopsies pratiquées assez peu de temps après la mort pour que la coagulation cadavérique n'ait pu se faire ; pratiquées plus tard, même, les autopsies ont souvent montré un sang moins fermement coagulé, et plutôt demi-fluide, dans les grosses veines du

2

thorax et de l'abdomen et dans les cavités du cœur (1) : et il ne faut pas oublier combien le sang des animaux et en particulier, du chien, se prend rapidement en caillots, à l'état normal.

C'est ainsi qu'avec Villeneuve, il faut citer Billard et Girard, dont les expériences lui paraissent confirmatives d'une action sympathique, transmise de l'estomac à l'utérus.

Goupil, la même année que Villeneuve (1827), propose une interprétation qui n'est guère plus intelligible que les sympathies, en admettant que l'ergot possède « une action spécifique, » soit sur les nerfs du plexus hypogastrique, soit sur les gan- » glions qui leur donnent naissance; action de la nature de » celle exercée par beaucoup de poisons (?). S'il en était ainsi, » la compression du plexus hypogastrique ou son état patho- » logique, rendrait l'usage du seigle inutile » (2) (p. 198).

Ces explications ne sont pas bien satisfaisantes, comme on le voit, et la déduction en est terriblement hasardée. Peu d'années après, en 1830, Spajrani énonce avec plus de précision l'effet de l'ergot sur les vaisseaux (3) qu'il fait contracter, aussi bien ceux de l'utérus que ceux du reste de l'organisme. Malheureusement, il n'apporte encore que des faits thérapeutiques, épistaxis, hémoptysies supplémentaires des règles, et symptomatiques de lésions pulmonaires. Or, on sait combien il faut se garder d'affirmer à la légère qu'un médicament a arrêté une hémoptysie, et le nombre de cas qu'apportait Spajrani n'était pas

---

(1) Je pourrais parler aussi de mes autopsies, mais je dois dire que je ne tiens presque aucun compte de cet ordre de faits, parce que je n'ai rien lu, ni rien trouvé de suffisamment caractéristique dans les lésions produites par l'ergot.

(2) *Journal des progrès des sciences et institutions médicales.* In-8. Paris, 1827.

(3) Spajrani, *Annali universali di medicina d'Omodei.* In-8. Milan, t. LXXII, 1834. 1º Il refoule le sang près du centre de la circulation ; 2º il peut, par réaction, produire l'inflammation dans les viscères ; 3º il trouble la nutrition des organes privés de sang, et, entre autres, du système nerveux cérébral et ganglionnaire ; 4º il trouble l'hématopoièse (p. 484-485).

suffisant pour attirer l'attention sur ce traitement, ni sur ses conclusions.

Aussi trouvons-nous encore de nombreuses divergences entre les diverses interprétations proposées. Roche (1831) rapproche la gangrène ergotique de la gangrène sénile, et conclut, on ne voit pas bien pourquoi, que l'ergot produit la gangrène par artérite (1).

Müller (de Stettin) reconnaît les bons effets de l'ergot contre les hémorrhagies, et en déduit son action sur les capillaires (2).

Trousseau et Maisonneuve (3) soutiennent, au contraire, qu'il exerce tous ses effets sur les centres nerveux, comme les solanées vireuses ; mais ils concluent d'après les phénomènes de l'intoxication rapide, chez les animaux, et d'après la congestion des méninges ; ces deux ordres de faits ne sont pas caractéristiques.

Une autre manière d'agir sur le système nerveux est proposée par Hamilton (cité par Pereira, p. 112) (4), à savoir : que l'ergot n'agit sur l'utérus qu'en influençant l'imagination des patientes. Du reste, ce praticien reconnaît n'avoir eu que deux fois l'occasion de l'employer, et cela, sans succès. Ce n'est pas là un ensemble de faits suffisant pour publier une opinion si originale et si décisive.

Levrat-Perrotton (5) cite plusieurs observations dont quelques-unes paraissent concluantes, d'épistaxis supplémentaires des règles, d'hémoptysie symptomatique de tubercules, d'hé-

---

(1) Roche, art. ERGOT, ERGOTISME, in *Dict. de méd. et de chir. pratiques.* In-8, Paris, t. VII, 1831.

(2) Müller, in *Omedei, Annali universali,* t. LXX.

(3) *Bulletin de thérapeutique,* t. IV, 1833.

(4) Pereira, *Matière médic. et thérapeut.,* t. II, 1re partie, 1855.

(5) Levrat-Perrotton, *Notes et observations sur l'emploi thérapeutique du seigle ergoté,* Mém. in-8. Paris, 1837.

maturie, arrêtées par l'ergot de seigle ; il regarde l'ergot comme un sédatif de la circulation.

Sam. Wright (1) a fait un certain nombre d'expériences que je n'analyserai pas, car elles donnent à peu près les résultats connus, mais qui sont intéressantes, en ce qu'elles démontrent : 1° que l'huile d'ergot possède les mêmes propriétés que l'ergot en substance ; 2° que l'injection de cette huile dans la veine a des effets tout différents de ceux d'une huile inerte et tout semblables à ceux qu'on observe après son ingestion dans l'estomac, mais seulement plus prompts et plus énergiques ; 3° il en est de même encore en injectant la décoction aqueuse ou l'extrait. Et il con · clut quant au mode d'action, que les effets de l'ergot portent principalement sur les centres nerveux, avec paralysie et coma, se succédant, selon que le cerveau ou la moelle subit en premier lieu ces effets. Nous verrons plus d'une fois revenir cette conclusion : c'est celle qu'adopte Payan (2), non-seulement pour les phénomènes convulsifs, mais pour les cas, comme celui de Barbier (d'Amiens), de paraplégie guérie par l'ergot, et même pour les effets de cette substance sur l'utérus. Il rapporte aussi des cas de paraplégie, qu'il a guéris, et essaye de préciser les conditions où l'on peut espérer ces succès. Ce sont les cas où la moelle n'est pas lésée matériellement, mais rendue inerte, comme par une commotion (p. 9-38 seq.). On trouvera peut-être que la guérison n'est pas très-probante dans des cas aussi simples. Ceux qu'il cite ne le sont pas tous autant, puisque nous en voyons un, où la colonne vertébrale était déviée (par quelle cause ?) depuis longtemps et dont la paraplégie était regardée comme incurable (Obs. I, p. 21 seq.); un mal de Pott (III); une myélite chronique (VIII); quatre autres sont consécutifs à des

---

(1) Samuel Wright, *Emploi thérapeutique de l'ergot de seigle.* Edinburg. *Méd. and surg. Journal,* in-8, t. LII-LIII-LIV, 1839-1840.

(2) Payan, *Mémoire sur l'ergot de seigle,* in-8. Aix, 1841.

chocs ou contusions plus ou moins récents (Obs. II, IV, V, VI).
Il joint aux cas indiqués, de commotion, curables par l'ergot,
les affections dont il vient de citer des cas, mal de Pott, myélite,
et courbure de la colonne vertébrale (p. 38) en ajoutant « en un
» mot, toutes les paraplégies qui tiennent moins à une lésion
» organique, qu'à une asthénie fonctionnelle et vitale du centre
» nerveux rachidien... » et plus loin « aux paraplégies *sine*
materia ». Qu'on ne s'étonne pas si je m'arrête si longtemps
sur ces faits ; outre que le traitement des affections de la moelle
n'a pas fait autant de progrès que la connaissance de ces
affections, il est bon de montrer combien ce prétendu effet sur
la moelle était près de ce qu'on tient aujourd'hui pour vrai,
puisqu'il suffisait d'admettre que l'ergot agit sur la moelle par
l'intermédiaire de ses vaisseaux, et que son action sur les vaisseaux, dans ces cas, comme dans les cas de convulsions
ergotiques, est la même que pour arrêter les hémorrhagies.

Mais nous avons à présent passé en revue presque toutes les
théories proposées, et les observateurs suivants n'ont guère fait
que se partager entre elles, ou plutôt entre deux d'entre elles.
Les uns tiennent pour une action sur les vaisseaux, les autres
pour une influence plus ou moins localisée dans le système
nerveux.

Parola (1844) exprime clairement l'idée de la constriction des
petits vaisseaux dont il place la cause dans l'excitation du système nerveux. — Les expériences très-nombreuses et variées
de Bonjean (1845) l'amènent à la même conclusion (1) : « Le
» cerveau est sans doute le premier organe qui subit l'influence

---

(1) Bonjean, *Traité de l'ergot de seigle.* Paris, Lyon, Turin. 1 v. in-8. 1845.
Je dois rappeler que M. Bonjean a cru devoir s'adjoindre, pour la constatation et
l'interprétation d'un certain nombre de faits, le concours de divers médecins de
Chambéry, plus autorisés que lui, nous dit-il, pour ce qui concerne l'anatomie et
la physiologie.

» de l'ergot » (p. 270). Cette opinion ne me paraît pas tenir assez compte des troubles considérables de la circulation que cet auteur a constatés.

G. Sée (1846) (1) renverse cet ordre et donne le pas aux modifications de la circulation sur les troubles nerveux, avec juste raison, je crois. Il se fonde surtout sur la constance des premières et l'irrégularité des secondes (p. 29). Mais nous ne sommes plus de son avis, ou plutôt nous rappellerons qu'il est en opposition avec presque tous les auteurs, quand il dit que le pouls faiblit, perd sa force et sa résistance (p. 27, 28, 35, etc.). Nous devons nous associer à lui au contraire, pour ce qu'il dit de la manière dont l'ergot arrête les hémorrhagies, entre autres les hémoptysies (p. 21), nous reviendrons plus tard sur ce point. Il faut seulement regretter qu'après avoir si exactement localisé l'action de l'ergot sur les vaisseaux, M. Sée n'ait pas cherché quel rapport il pouvait y avoir entre tous les phénomènes qu'il provoque, et s'il n'y en avait pas une explication générale.

A ce point de vue, le travail de Sovet pose des conclusions mieux arrêtées (2) ; les voici telles qu'elles sont rapportées dans l'analyse très-courte que donne la *Gazette médicale* de 1848. Des faits connus de : 1° l'ergotisme convulsif, 2° de l'action sur l'utérus, 3° de l'ergotisme gangréneux, 4° du petit diamètre des artères sous l'influence de l'ergot, Sovet conclut que :

1° L'ergot fait contracter les artères ;

2° Que par cette contraction il arrête les hémorrhagies ;

3° Que c'est par le même mécanisme qu'il excite les contractions de l'utérus, de la vessie et d'autres muscles paralysés (paraplégies ?).

(1) G. Sée, *Propriétés de l'ergot de seigle.* Thèse in-4. Paris, 1846.

(2) Sovet, *Action physiologique du seigle ergoté (Archives de médecine belges,* 1847).

On peut cependant reprocher à ces conclusions de n'être pas appuyées sur des constatations directes, d'admettre un « mécanisme » qui n'est pas bien défini, et d'oublier les différences essentielles qui distinguent l'utérus, etc., des « autres muscles ».

Montanari (1) adopte aussi une action primitive sur les capillaires, l'utérus, etc., mais il met les accidents nerveux parmi les phénomènes secondaires dus à l'altération du sang (p. 402), ce qui n'en rend pas un compte exact, puisqu'il néglige l'effet du trouble de la circulation des petits vaisseaux sur la nutrition de l'encéphale et de la moelle.

Enfin, nous voyons préciser définitivement la condition commune qui permet à l'ergot de faire contracter aussi bien les vaisseaux que l'utérus, à savoir, la présence de fibres musculaires. C'est dans les leçons cliniques de J. Simon (2) que je trouve cette indication. Elle diffère de la plupart des indications antérieures, en ce qu'au lieu d'expliquer la contraction de l'utérus par le resserrement de ses vaisseaux, elle renverse ce ordre peu rationnel, et explique le resserrement des vaisseaux, comme celui de l'utérus, par la contraction de leurs fibres musculaires. J. Simon fait plus que d'admettre l'analogie de ces phénomènes, il montre ce qu'ils ont de commun, la présence d'un élément contractile qui est soumis à l'influence de l'ergot, aussi bien dans la paroi des vaisseaux du cerveau que dans ceux du poumon, des muscles et de la peau. Nous ne pouvons, pour le moment, pousser plus loin l'analyse du mode d'action de l'ergot; c'est avoir fait un grand pas, que de connaître l'élément qui lui est le plus visiblement soumis ; on appellera si l'on veut « spécifique » la cause de cette action élective, si

<hr>

(1) Montanari, *Alterazione materiali prodotte per l'uso della segala cornuta.* (*Omodei Annali, etc.*, t. CXXXVI. 1850).

(2) John Simon, *Sur le mode d'action de l'ergot qui produit la gangrène des extrémités.* Leçons de pathologie générale, 5e leçon (*The Lancet*, 1850, t. II, p. 4).

l'on tient à introduire une épithète mal définie dans la défini-
tion d'un phénomène obscur; en tout cas, c'est ici, et non pas
à l'effet de l'ergot sur l'utérus gravide qu'il convient d'attribuer
l'idée de spécificité.

Orfila, dans son *Traité de toxicologie* (5ᵉ édit., 1852),
garde encore la notion de l'action primitive de l'ergot sur le
cerveau (t. II, p. 722-723).

Millet, en 1854 (1), ne voit pas d'autre explication aux phénomènes nerveux, et cependant, tout en admettant qu'il agit
comme un narcotique (p. 229), il est forcé d'y joindre la constriction et le resserrement, l'oblitération même des artères,
pour comprendre comment se produit la gangrène (p. 234-5).
On voit que son raisonnement était juste, mais ne portait pas
sur tous les faits à expliquer. Et pourtant dans ses expériences
nombreuses et soignées il note la pâleur du tissu musculaire
« imbibé de lymphe », « semi-gélatineux » (p. 238 et seq.).

Dans le traité de Pereira (1855), on est resté encore à l'ex-
pression vague « de sédatif de la circulation ».

Trousseau, dans son *Traité de thérapeutique*, en 1855, distingue une action rapide et passagère sur l'utérus, et une action
plus lente et durable, analogue à celle des narcotiques et qui
porte sur le cerveau (p. 807), et il paraît avoir négligé l'explication des changements apportés à la circulation, qu'il attribue
principalement à la suppression des hémorrhagies. G. Sée me
paraît avoir réfuté assez complétement cette hypothèse, qui ne
rend pas compte de tous les phénomènes observés, et depuis
cette thèse, en 1846, nombre de faits avaient été rassemblés
qui complètent la réfutation.

Du reste, Strahler (1) ne paraît avoir guère mieux profité

(1) Millet, *Du seigle ergoté* (*Mém. de l'Ac. de méd. de Paris*, in-4, 1854).
(2) Strahler (in Wongrowiec), *Ueber Vergiftung durch Mutterkorn, mit eigenen
Versuchen Casper's Vierteljaress*, t. IX, 1856.

de ces travaux, car en 1856, il admet qu'il y a « sous l'in-
» fluence de l'ergot, comme d'autres narcotiques, opium, bel-
» ladone, une paralysie des petits vaisseaux, d'où stase du sang
» à la périphérie » (p. 40). Quant à la contraction de l'utérus,
« elle est due à une action excitante, spécifique, sur la sphère
» des nerfs utérins, plexus hypogastrique » (p. 40). Il nous
suffit de citer cette opinion qui ne nous explique rien. On voit,
page 41, que l'ergot est un narcotique pur, paralysant ; que
des doses plus fortes, paralysent en effet la moelle ; que
l'absence de convulsions le distingue des narcotiques tétani-
sants. Je ne m'arrête pas à réfuter ces propositions. L'auteur
semble oublier l'ergotisme convulsif.

Deux ans plus tard, Willebrand, d'Helsingfors (2), publie un
travail résumé dans Schmidt, et dont le début est parfaitement
conforme à ce que nous avons trouvé. L'auteur admet que la
congestion est due à la paralysie, ou au relâchement des fibres
musculaires des petits vaisseaux. Pour combattre cet état, il lui
semble qu'il vaudrait beaucoup mieux déterminer leur resserrement, que de les vider par une saignée, et l'ergot lui a
paru propre à donner ce résultat (p. 299). La suite ne répond
pas à ce début, car il cite des observations d'affections du cœur,
une de névralgie à l'époque des règles (amélioration par l'ergot
de seigle, douleurs, crampes, par un usage prolongé six mois
à l'insu du médecin) une de rhumatisme articulaire, aigu, mé-
trite chronique, bronchite chronique, hémoptysie tubercu-
leuse, etc. On voit que la plupart de ces observations ne sont pas
des plus propres à vérifier clairement l'hypothèse qui servit de
point de départ.

Allier, en 1860 (1), admet une excitation légère du système

---

(1) Willebrand, *Ueber die Wirkung des secale cornutum*, in *Schmidt's Jahrbü-cher*, t. CVIII, 1858.

(2) Allier, *Bulletin de thérapeutique*, 1860, t. LIX.

nerveux, avec prédilection de cette excitation pour les nerfs de la vessie et de l'utérus, et qui est du reste « tout à fait mystérieuse » (p. 268-269). — Voilà qui rend très-bien compte des gangrènes !

Une thèse de Desprez (1) de la même année, vient, au contraire une fois de plus à l'appui de l'opinion que nous avons émise déjà ; l'action de l'ergot sur les vaisseaux explique comment il arrête les hémorrhagies utérines même chez les vierges, et dans des utérus cancéreux ; et il conclut que l'ergot agit sur les fibres lisses des vaisseaux comme sur celles de l'utérus (p. 16).

En 1862, je trouve dans la thèse de Hugues une opinion qui nous reporte bien loin en arrière : cet auteur admet que l'ergot modifie la nutrition et la crase du sang, mais qu'il n'agit pas sur l'état congestif (2).

Pour Grandidier, cité dans Schmidt (t. CXVII), l'ergot diminue l'orgasme du système vasculaire et la tendance aux fluxions sanguines, ce qui lui paraît indiqué contre l'hémophilie, je ne sais avec quel succès, surtout si on l'associe au sulfate de soude.

Graily Hewitt introduit une nouvelle explication (3). Comme l'ipéca a été souvent prescrit avec succès pour activer les contractions de l'utérus, l'auteur se demande si ce n'est pas grâce à son action vomitive, et dans ce cas, s'il n'en est pas de même pour l'ergot. On peut croire que non, car l'ipéca n'agit guère sur l'utérus qu'en faisant vomir, et l'ergot agit très-bien et presque toujours sans produire cet effet.

---

(1) Desprez, *De la rétraction de l'utérus pendant l'accouchement et du mode d'action de l'ergot de seigle.* Thèse. Paris, 1860, n° 246.

(2) Hugues, *Ergot de seigle dans l'albuminurie.* Thèse, Paris, 1862, n° 33.

(3) Graily Hewitt, *On the ergot of rye, and the nature of its action on the uterus* (*The Lancet*, 1863, t. I, p. 59).

Ce relevé déjà si long d'observations incomplètes et d'expériences mal étudiées, me paraît encore trop court, car j'aurais voulu pouvoir, en détaillant les expériences faites, montrer que jusqu'à présent aucune n'avait été instituée en vue de constater ce que tant d'auteurs avaient déjà admis par supposition. On comprend bien que l'on n'ait pas cherché à vérifier *de visu* l'excitation du cerveau, ou la nature putride de la décoction de l'ergot de seigle, ou encore son action spécifique sur le plexus hypogastrique ; mais quand tant d'observateurs admettaient la contraction des artérioles et des capillaires, au moins pour expliquer la gangrène, qu'y avait-il de plus simple et de plus facile que de voir cet effet chez la grenouille, où l'on avait déjà si souvent étudié la circulation ? Or, c'est une chose remarquable, qu'on ait mis à contribution toute la série des animaux, à l'exception de celui qui se prêtait le mieux à ces expériences, sans même avoir l'idée de *regarder* si les vaisseaux se contractaient par l'effet de l'ergot. Je me suis refusé longtemps à croire à une pareille négligence : il faut m'y résoudre et admirer combien de savants consciencieux et exacts ont eu de peine à soumettre leurs conclusions hypothétiques à cette vérification (implacable, il est vrai, si l'on se trompe) de la constatation directe. La réforme, au point de vue physiologique de l'étude de la thérapeutique et de la pathologie, n'eût-elle pas d'autre résultat, ce serait encore un grand progrès, qu'aujourd'hui personne ne penserait à poser des conclusions sans les appuyer de faits qui en fassent voir et toucher du doigt la réalité.

J'ai voulu placer ici quelques lignes qui servent de conclusion à l'histoire antérieure de mon sujet, et je trouve maintenant à citer le seul auteur qui paraisse avoir fait les expériences que j'ai cherchées en vain dans ce qui précède. C'est Klebs, qui les a faites et communiquées à la Société médicale de Berlin.

Je n'en connais pas le détail : le *Deutsche Klinik* de 1865, qui paraît reproduire le compte rendu de la séance (n° 12), y fait seulement allusion, et voici le résumé de sa communication. — A propos de l'empoisonnement par l'oxyde de carbone, Klebs constate par des mesures manométriques et par l'observation directe de la circulation dans l'aile de la chauve-souris, que les congestions passives périphériques sont dues à une diminution de la tonicité vasculaire (*Gefœsstonus*). Il pense que tous les accidents sont dus à cette diminution, et pour y remédier, il expérimente les divers moyens susceptibles d'augmenter la force de contraction des vaisseaux. D'après une série d'expériences, il conclut que l'ergot de seigle possède les propriétés voulues, et des recherches comparatives sur le même animal lui démontrent que cette substance peut, non-seulement faire disparaître les accidents produits par l'oxyde de carbone, mais même après que la respiration a cessé (pourvu que le cœur batte encore), peut rétablir les autres fonctions. — C'est beaucoup attendre d'un moyen secondaire contre un fait aussi grave que la mort des globules rouges, et je crois que les objections de Remak qui occupent la plus grande partie de la séance sont très-bien fondées sous ce rapport. J'ai cité la communication de Klebs pour montrer qu'en fait de constatation directe de l'effet de l'ergot sur les vaisseaux, il faut savoir se contenter de peu : on n'est pas moins précis, ni plus bref. L'auteur annonçait un travail plus étendu dans les *Archives* de Virchow, je l'ai cherché inutilement ; j'ai vu plusieurs fois son nom et ai lu plusieurs de ses écrits ; peut-être n'ai-je pas su deviner sous le titre des autres ce qui se rapportait à mon sujet. J'attendrai pour en parler plus en détail, s'il y a lieu.

Après les expériences de Klebs, je n'ai plus trouvé que des faits thérapeutiques dont j'ai déjà un grand nombre et dont je parlerai plus tard : Drasche, Lœbel font des injections sous-

cutanées d'ergotine contre des hémorrhagies ; Clémens donne
l'ergot contre la paralysie de la vessie ; Dobell, contre l'hémoptysie ; Gros, contre la dysenterie, etc.

Je finirai, en rappelant l'opinion de M. Gubler : « Si variés et
» si nombreux que soient ces phénomènes (de l'ergotisme), ils
» peuvent néanmoins être ramenés aux effets fondamentaux de
» l'ergot sur les fibres de noyaux et généralement sur les fibres
» ou même les cellules contractiles de la vie organique, y compris
» les parois en apparence anhistes, mais activement rétractiles
» des capillaires sanguins. L'action tonique ou motrice de
» l'ergot se fait sentir sur les tuniques musculaires du tube
» digestif et de ses annexes, sur le système vasculaire en géné-
» ral, et particulièrement sur les capillaires sanguins des centres
» nerveux, aussi bien que sur les fibres contractiles de l'utérus,
» à l'intensité près.

» Or, l'anémie cérébro-spinale entraîne à son tour la céphal-
» algie, les troubles visuels, la torpeur de l'intelligence, l'atonie
» musculaire, l'asthénie circulatoire (?) : phénomènes de
» collapsus. Elle peut même, par l'excès de l'asthénie ou de
» l'impuissance nerveuse, donner lieu à des symptômes ataxi-
» ques simulant l'excitation, tels que convulsions et délire.
» Ainsi, tous les effets de l'ergot s'expliqueraient par la seule
» propriété de convulser les éléments contractiles d'ordre infé-
» rieur, et la diminution de la force excito-motrice de la moelle,
» reconnue par Brown-Séquard, à la suite de l'administration
» de l'ergot, comme après celle de la belladone, serait elle-
» même un effet détourné de l'ergotisme temporaire. Reste à
» savoir si le champignon atteint directement ces éléments, ou
» si, conformément aux vues de Barbier (d'Amiens), il s'adresse
» d'abord à la partie des centres nerveux qui régit la contrac-
» tilité organique, ou, comme nous dirions aujourd'hui, au
» centre de l'innervation vaso-motrice (p. 113). »

A part quelques réserves de détail et une plus importante sur le centre d'innervation vaso-motrice, je crois devoir dire que je m'associe à cette généralisation très-simple des effets de l'ergot. Il ne manque à cet article que de citer les faits constatés *de visu*, de l'action sur les vaisseaux, dont j'ai eu si souvent à regretter l'absence et auxquels M. Gubler ne fait pas même allusion.

La question étant ainsi posée, je puis indiquer en peu de mots le but et les différentes parties de mon travail :

1° Constater cette contraction des vaisseaux par l'influence de l'ergot ;

2° Chercher à constater quelques-uns des effets de cette contraction sur les phénomènes de la circulation.

CONTRACTION DES VAISSEAUX. CONSTATATION DIRECTE.

Comme on le voit par ce qui précède, il n'a manqué à plusieurs des auteurs qui se sont occupés de l'ergot de seigle, ou de ses préparations, que d'avoir vu se contracter quelque organe pourvu de fibres musculaires lisses, sous l'influence de ce médicament, pour appuyer d'une manière décisive l'explication qu'ils donnaient de son mode d'action : la nécessité de cette première vérification était même si grande dans l'état actuel de la science, que j'ai dû naturellement m'en préoccuper avant tout.

Cependant, dès les premiers pas, je trouvai une difficulté que je n'avais pas prévue. C'est la contraction extrêmement énergique des vaisseaux, chaque fois que l'animal fait des efforts : j'en donne ci-dessous un exemple pris entre beaucoup d'autres ; mais je dois décrire d'abord comment j'ai obtenu le dessin de cette figure. L'animal étant fixé au moyen d'épingles sur une plaque de liége et sa patte étendue par une légère distension au-dessus d'une fenêtre pratiquée dans cette plaque, on choisit dans le champ d'une de ses membranes interdigitales une artère bien visible sur une assez grande longueur, et, autant que possible, volumineuse ; cela fait, on profite d'un moment où il est tranquille depuis quelques instants pour prendre rapidement, à la chambre claire, les deux contours qui marquent et mesurent le diamètre de ce vaisseau ; on arrive facilement à prendre de mémoire le signalement de cette artère pour la retrouver, dans le cas où, par suite des mouvements de la grenouille, elle sortirait du champ du microscope, ce qu'on cherche naturellement à éviter autant que possible ; puis, après un effort de l'animal, *aussi rapidement que possible,* on prend une seconde fois le contour de ce vaisseau : si l'on n'a pas perdu de temps, on trouvera et l'on fixera, d'une manière définitive, une différence énorme entre ces deux dessins (fig. 1). Il est impor-

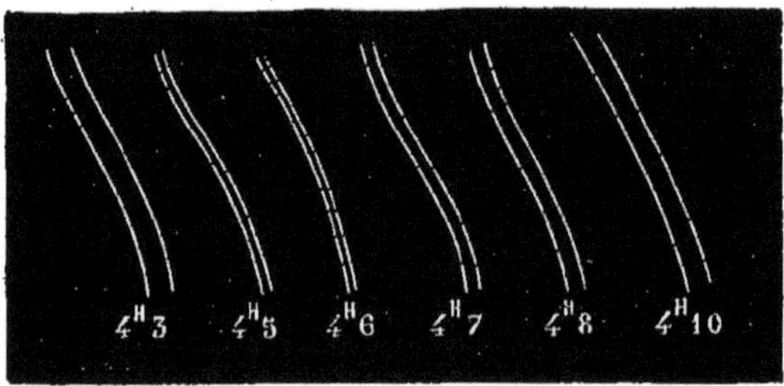

FIG. 1. — Contraction spontanée, au moment des efforts.

tant de ne pas perdre de temps, car cette constriction se fait très-rapidement, et disparaît ou du moins diminue très-vite ; aussi il vaut beaucoup mieux ne pas quitter des yeux le vaisseau, car son rétrécissement va quelquefois jusqu'à le rendre à peine visible.

Il est clair que dans de telles conditions il ne fallait pas songer à constater l'effet du médicament : il était impossible, en effet, non-seulement de savoir s'il agissait, mais encore de faire la part des autres causes d'erreur, position anormale, immobilité, influence de l'air, influence du traumatisme, etc.

En conséquence, il me fallut donner du curare à mes grenouilles et vérifier si ce poison n'avait pas quelque action sur les vaisseaux, tout en m'assurant en même temps de l'effet des causes perturbatrices que je viens de signaler. Ces examens préalables me rassurèrent ; la position de l'animal, si l'on évite de trop tirailler les membres ou de les mettre en extension forcée, n'a pas d'effet appréciable sur la circulation ; le curare ne modifie pas le diamètre des vaisseaux, ou du moins, car je ne veux rien affirmer que ce que j'ai constaté, s'il les modifie, ce n'est que dans les premiers instants. Une fois la grenouille curarisée, je l'ai observée, en dessinant toujours le même vaisseau, à la chambre claire, à intervalles rapprochés, pendant des heures entières, sans le voir se modifier dans son diamètre. On conçoit que le dessin à la chambre claire est une garantie indispensable pour ces longues séries d'examens. J'avais soin, cela va sans dire, de maintenir soigneusement humide la membrane interdigitale observée, et même l'animal tout entier, au moyen d'un pinceau, pour la patte, et d'un linge plié en plusieurs doubles, pour son corps (1).

---

(1) Je ne prétends rien conclure des faits que je viens de décrire ; on pourrait admettre que la constriction des petites artères est due simplement à leur élasticité, si les muscles situés dans les autres segments du membre comprimaient les grosses artères, en se contractant, au point d'interrompre le cours du sang. Une expérience bien remarquable que M. Vulpian m'a indiquée, serait contraire à cette interprétation : Si, sur une grenouille curarisée, on excite le bout périphérique du nerf sciatique sectionné, après avoir déterminé une hémorrhagie par une plaie de la patte, on voit l'écoulement du sang cesser au moment où l'on excite, pour se reproduire bientôt après, si l'on cesse l'excitation. Il est clair, alors, que l'arrêt du sang n'est pas dû à la contraction des muscles rendus inertes par le curare. On voit de plus que le poison, dans ce cas, n'aurait pas sur la terminaison des nerfs dans

J'arrive, à présent, aux différents modes d'administration de l'ergot, auxquels j'ai eu recours, et à leurs résultats. J'ai employé la macération aqueuse faite à froid, injectée sous la peau ; l'ergot pulvérisé introduit directement dans l'estomac ; l'extrait aqueux (ergotine de Bonjean) introduit dans l'estomac, ou dilué et injecté sous la peau ; enfin l'huile d'ergot, dans l'estomac. — Ayant décidé de laisser de côté la question thérapeutique et pharmaceutique, qui a été déjà étudiée avec soin par plusieurs auteurs, je n'ai pas fait un assez grand nombre d'expériences pour étudier comparativement le mérite de ces diverses préparations. Je dirai seulement, à cette occasion, que je me sépare très-nettement de Bonjean, quant à l'innocuité de son ergotine, car j'ai souvent tué des grenouilles, des lapins et des chiens, les premières, en l'administrant dans l'estomac, les autres en l'injectant dans les vaisseaux ; tous ses effets varient avec la dose, et, comme S. Wright me paraît avoir démontré que l'huile agit de la même manière que l'ergotine, l'infusion ou la poudre, je crois que la question est entièrement à reprendre, au point de vue chimique, de la nature de ce principe actif bizarre, soluble à la fois dans l'eau, l'alcool et l'éther, et sans doute aussi dans les corps gras, si l'huile d'ergot lui est redevable de ses effets.

L'application de l'ergot pulvérisé, délayé en bouillie avec de l'eau, sur la membrane interdigitale, ne m'a donné qu'une fois, sur quatre expériences, une légère diminution du diamètre de l'artère, et encore très-passagère. Or, la peau est extrémement mince en cette région, et l'épithélium se compose d'une seule couche ou peut-être de deux couches de cellules polygonales,

les muscles lisses le même effet que dans les muscles striés. Mais s'il en est ainsi je m'étonnerai d'avoir vu plusieurs fois des grenouilles, où, maigré cette libre excitabilité des vaisseaux par leurs nerfs, le diamètre de l'artère est resté si longtemps invariable.

en mosaïque. Je crois pouvoir en conclure que l'ergot n'est pas susceptible d'agir d'une manière bien énergique par imbibition, et qu'il n'agit pas du tout comme irritant. En effet, 1° s'il n'a modifié en rien les phénomènes de la circulation , s'il n'a pas rétréci, il n'a pas non plus élargi les vaisseaux ; et 2° dans le cas où j'ai eu une légère contraction, elle n'a duré que très-peu de temps, soit que la région se soit habituée au contact du médicament, soit que la petite quantité de poudre qui trouvait place sur la région ait promptement épuisé son action.

Dans une autre série d'expériences, plus prolongée, j'ai observé les vaisseaux de la langue, aussi peu distendue et aussi exactement maintenue humide que possible. Dans cette série, j'ai injecté la macération aqueuse, sous la peau de la région lombaire ou de la cuisse. Sur 11 expériences faites de cette manière, j'ai eu 9 fois une contraction qui a été dans quelques cas (2 fois) très-peu marquée, mais dans les autres assez sensible pour être affirmée, ou même très-manifeste et prolongée.

Cette constriction s'est produite dans tous les cas très-rapidement, et a atteint son maximum de 9 à 11 minutes après l'injection ; on sait que la rapidité d'action de l'ergot a été notée par tous les observateurs.

Quant à sa durée, elle est beaucoup plus variable, et je n'ai pu déterminer la cause de ses différences. Dans six cas où 'ai pu suivre les différentes phases du phénomène étudié, la durée de l'effet a varié de 24 minutes à 1 h. 20. Voici les durées dans ces six cas :

24 m.; — 35 m. (1ʳᵉ); — 1 h. 10 (2ᵉ); — 23 m.; —
1 h. 20 ; — 30 m.

Les chiffres les plus élevés sont, comme on le voit, 1 h. 10 et 1 h. 20; or, ces deux cas sont compliqués, en ce que, pour le premier, c'était une deuxième injection faite chez une grenouille où l'effet de la première avait duré 35 minutes; et il y a de plus à remarquer que la constriction des vaisseaux, par cette deuxième injection, avait eu lieu avec une rapidité inusitée, à savoir après 2 minutes à peine; comme si la répétition de la dose, non-seulement la faisait agir plus vite, mais aussi plus longtemps. L'autre exemple d'une action durant 1 h. 20 a été fourni par une grenouille curarisée depuis trois jours et dont la langue avait été étudiée déjà deux fois dans cet intervalle. Admettra-t-on que le traumatisme ait eu une part à cet excès de durée de l'action de l'ergot ? Je n'y vois rien d'inadmissible, mais je n'ai pas de faits qui puissent le prouver.

En résumé, l'injection sous-cutanée de 4 à 6 gouttes de macération aqueuse, froide, d'ergot, suffit pour provoquer, en 8 à 11 minutes, une contraction sensible des artères de la langue, contraction qui dure de 25 à 35 minutes dans les cas ordinaires, et peut se prolonger beaucoup plus.

La figure 2, qui peut se passer de commentaires, montre la suite de ces changements de diamètres, pour le cas cité plus haut, où l'effet de la première injection a duré 35 minutes. On comprend que l'injection a lieu immédiatement après avoir pris le contour marqué 2 h. 20.

L'huile d'ergot préparée par l'éther à froid m'a donné exactement les mêmes résultats; seulement, la contraction s'est montrée un peu plus tard (15 minutes), elle n'a guère duré plus longtemps (30 minutes) (1).

L'ergotine diluée dans la moitié de son poids d'eau, et injectée sous la peau du flanc, m'a donné des effets bien plus mar-

(1) Pour comparer les effets de l'huile avec ceux de l'extrait aqueux, il aurait fallu doser l'une et l'autre avec le même soin, auquel je ne me suis pas astreint : je me suis contenté d'introduire dans l'estomac, une petite bande de papier joseph roulée en cylindre et imbibée d'huile ; je tenais seulement à constater son action.

qués : quatre gouttes de cette solution (0^{gr},10 d'extrait) m'ont donné une contraction extrêmement énergique et qui dura tant

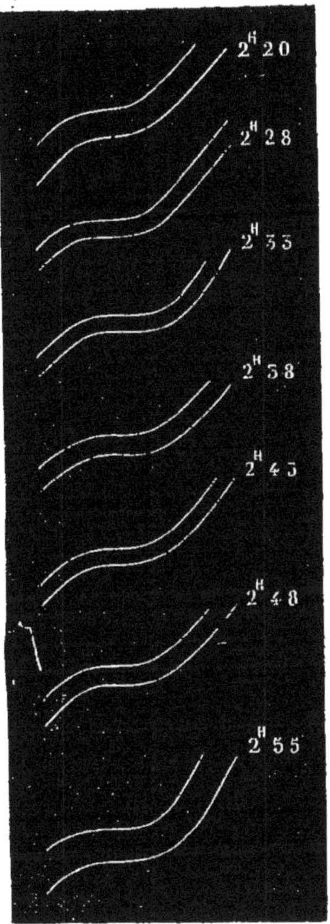

FIG. 2. — Contraction des vaisseaux de la langue. — 2 h. 20, injection sous-cutanée de macération aqueuse d'ergot.

que je pus prolonger l'observation. Le lendemain l'animal était mort. Je ne comprends pas que M. Bonjean ait pu soutenir si affirmativement l'innocuité de sa préparation ; il me semble que pour un médicament quelconque tout dépend des doses.

Je n'ai fait qu'un petit nombre de ces expériences, parce que

les précédentes me paraissaient assez nettes pour me permettre de conclure.

Mais avant de rechercher quelques-uns des effets que devait
produire cette constriction des artérioles, et sur la circulation,
et sur les principales fonctions, il me fallait tenter d'élucider un
point très-important de ce phénomène ui-même : à savoir, si
l'ergot, pour faire resserrer les vaisseaux, agissait directement
sur les fibres musculaires lisses, ou sur les nerfs vaso-moteurs,
ou sur le centre de l'innervation vaso-motrice. Or cette partie
de ma tâche se trouva être beaucoup plus difficile que je ne
l'avais prévu. Je ne veux pas parler seulement des opérations en
elles-mêmes, quoique mon inexpérience m'ait fait perdre beaucoup de temps avant que j'aie pu les exécuter convenablement.
Mais les résultats en eux-mêmes étaient fort complexes, difficiles à analyser, et j'ai dû renoncer, non sans regret, à élucider
complétement ce côté de la question, quitte à la reprendre plus
tard, et plus à loisir. Je dirai seulement ce que j'ai fait. L'indication la plus simple, et qui se présente immédiatement à l'esprit pour étudier ce problème, était de déterminer la dilatation
(par paralysie) que produit la section du nerf sciatique dans le
membre postérieur, ou l'arrachement du ganglion cervical su-
périeur du sympathique pour la langue, la pupille et la tête : il
semblait à première vue, que si l'ergot diminuait cette dilatation, c'était une preuve sensible qu'il n'agissait pas par l'intermédiaire des nerfs. Mais on comprend que ce raisonnement
était plus spécieux qu'assuré. En effet, d'abord, si malgré la
section on obtenait le resserrement cherché, on n'était pas en
droit de conclure que les nerfs sont insensibles à l'action
de l'ergot, puisqu'elle peut porter sur eux, sinon sur leur
longueur, du moins, vraisemblablement, sur leur terminaison :
une localisation si spéciale ne nous étonnerait plus, depuis
que le curare nous en a donné un exemple si bien démontré.

Mais, me dira-t-on, la question n'en sera pas moins résolue, si, au lieu d'un résultat positif, vous obtenez un résultat négatif : car si, après cette section, l'ergot ne fait plus contracter les vaisseaux, il est clair qu'à l'état normal il agit sur eux, soit par l'intermédiaire des ganglions sympathiques, dont l'opération les aura [séparés, soit même par le moyen de la moelle rachidienne, du centre vaso-moteur ; il semble que je ne pouvais échapper à ce dilemme, d'obtenir ou de ne pas obtenir une contraction des vaisseaux : or le résultat trompa mon attente. Dans certaines expériences, j'obtins, après la dilatation due à la section du nerf, une contraction produite par l'ergot. Dans d'autres cas, chose plus singulière, les vaisseaux paralysés se dilatèrent encore plus en même temps que ceux du côté sain se contractaient ; puis après cet effet épuisé, l'artériole paralysée reprit sensiblement le diamètre qu'elle avait, avant l'injection de l'extrait d'ergot, en même temps que celle du côté sain revenait à son calibre normal. C'est une des expériences les plus longues et les plus complètes que j'aie faites ; et elle se distingue par deux autres particularités : 1° l'artère du côté sain a sensiblement diminué de diamètre, pendant que celles du côté opéré se dilatèrent ; et 2° la contraction qu'elle subit au moment de l'injection de l'extrait d'ergot, se manifesta avec une rapidité exceptionnelle, en deux ou trois minutes. Les dessins pris pendant cette expérience sont reproduits figure 3, non pas tous, mais ceux qui me paraissent le plus propres à montrer la marche du phénomène.

Je renonçai à poursuivre cette expérience bizarre, dont je me suis donné provisoirement l'explication suivante. Au moment où la section du nerf paralyse les vaisseaux d'une grande région, le sang qui s'y accumule, comme par l'effet d une ventouse Junod, diminue la tension dans le reste du corps, et permet aux vaisseaux du côté sain de revenir quelque peu sur

eux-mêmes. L'action de l'ergot, à ce moment, portant sur tous
les vaisseaux à l'état normal avec plus d'énergie ou d'efficacité
que sur ceux du côté paralysé, a pour effet d'exagérer encore

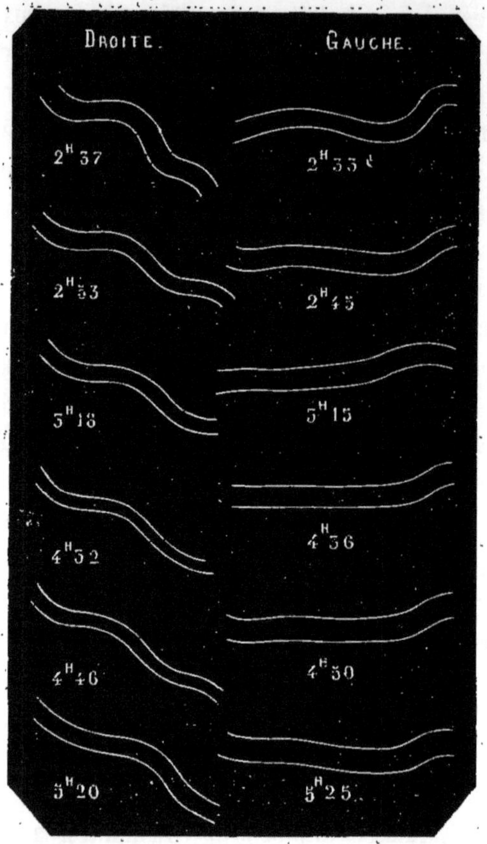

Fig. 3. — Section du nerf sciatique gauche (2 h. 40.) — Contraction des vaisseaux
du côté sain, exagérée par l'injection soùs-cutanée (4 h. 30) d'extrait d'ergot.

la dilatation des artérioles privées de leur innervation centrale
ou réflexe habituelle. Puis, cet excès de distension diminue,
quand le poison ayant épuisé son action laisse se dilater à leur
tour les artères qu'il resserrait tout à l'heure.

On voit que je crois pouvoir accepter, pour cette expérience, l'hypothèse de l'influence de l'ergot sur le système nerveux. Mais que penser alors des autres faits, non moins précis, et bien plus simples, où la paralysie n'a pas empêché la contraction due à l'ergot? Je n'entreprendrai pas de le dire, et je termine ici cette série d'expériences, en concluant, d'après la majorité des faits que je possède, malgré celui si bizarre que je viens de citer, que l'ergot agit sur les vaisseaux même après la section des nerfs vaso-moteurs, et probablement d'une manière directe, en excitant, par lui-même, les fibres musculaires lisess.

Nous avons ainsi étudié avec un détail qu'on trouvera peut-être exagéré, si l'on songe combien ces expériences sont incomplètes, les effets de l'ergot sur les petites artères, Quels effets produit-il sur les autres parties du système circulatoire? Nous pouvons déjà étendre ce que nous avons dit des petites aux grosses artères, tant qu'elles sont pourvues de fibres musculaires; car nous savons que nombre d'observateurs ont noté la petitesse du pouls sa dureté et sa concentration.

Les capillaires sont-ils influencés? Je ne le crois pas, je n'en ai rien vu. Tout ce que j'ai vu, c'est que la plupart du temps, excepté après des sections de nerfs, la contraction des artères troublait notablement le cours du sang dans le réseau des petits vaisseaux à paroi simple. Les globules s'arrêtaient dans un grand nombre de canaux, se ralentissaient dans tous, cessaient de passer dans ceux qui, plus étroits, leur opposaient une certaine résistance à l'état normal. Et, en effet, la pression dans les capillaires doit être d'autant plus grande qu'il y arrive plus de sang dans un temps donné, et le passage du sang dans leur réseau en sera d'autant plus rapide. Or en se resserrant, les artérioles augmentent encore la résistance que leur étroitesse normale sa vitesse, cours de ce liquide, ce qui sans doute augmenteoppose au mais non pas au point de compenser la résistance augmentée; en sorte que l'écoulement, ou ce qu'on appelle la *dépense*, en un temps donné, est diminuée. Tout le monde sait que même par la pression la plus énergique, on ne videra pas la quantité constante de liquide qui remplit une seringue, à travers une canule très-étroite, dans le même temps que si la canule est très-large, quoique dans le premier cas la vitesse du jet puisse être énormément plus grande que dans le second. Ajoutons que la pression, qui ne peut évidemment être nulle dans les capillaires, empêche le sang de prendre dans les artérioles rétrécies la vitesse que devrait lui donner la pression à laquelle il est soumis d'autre part.

La circulation est donc très-gênée dans les capillaires, et d'une manière qui représente jusqu'à un certain point ce qu'on observe dans l'anémie, puisqu'il y a diminution de l'arrivée des matériaux utiles; chacun comprend la comparaison qui a été établie entre quelques-uns des phénomènes de l'ergotisme aigu, et ceux des divers degrés de l'anémie, dans les différents organes, et en particulier dans les centre nerveux.

Suivant le cours du sang, nous arrivons aux veines, et ici encore, à défaut d'expériences, nous serons renseignés par les observations d'ergotisme : nous avons vu, en effet, les auteurs remarquer plusieurs fois la grosseur des veines superficielles et leur saillie; nous avons vu noter, après la mort, la distension de ces conduits, aussi bien sous la peau que dans les grandes cavités splanchniques : veines et sinus de la dure-mère et du rachis, veines caves, supérieure et inférieure, veine et artère pulmonaires et celles de l'abdomen : c'est le fait le plus constant qu'on retrouve dans les expériences, comme dans les cas d'ergotisme mortels (1). Il peut paraître étrange que les veines

---

(1) Je dois remarquer que cette distension des veines ne s'observe pas chez la grenouille, dans les conditions où je me suis placé. Peut-être la retrouverait-on s'il était possible de prolonger suffisamment la durée de l'intoxication; mais son

soient si bien remplies, quand elles reçoivent moins de sang
qu'à l'état normal; on conçoit qu'elles se distendent, quand,
par la chaleur, le sang traverse plus rapidement les réseaux
capillaires; mais ici les conditions sont inverses; cependant le
résultat est le même, et la clinique en offre assez d'exemples
pour qu'il n'y ait pas besoin de longues explications. La tension
du sang dans les veines est commandée par la facilité qu'il
trouve à passer des veines dans les artères : tout obstacle de
nature à empêcher ou gêner ce passage augmentera la tension
veineuse, et fera gonfler ces conduits partout où cette augmentation se fera sentir. Les maladies du cœur abondent en conditions de ce genre, et leur effet est bien connu : rétrécissements
des orifices, affaiblissement de ses parois, insuffisance des val-
vules, sont autant de causes de ralentissement du cours du sang
veineux, et de stase veineuse consécutive. Dans le cas qu^i
nous occupe, l'obstacle ne saurait être mieux comparé qu'aux
effets de l'insuffisance auriculo-ventriculaire, ou de la communication anormale du système à sang rouge et du système à
sang noir. Dans ces cas, en effet, le passage d'une certaine
quantité du sang à haute pression dans le système du sang à
basse pression, a pour conséquence nécessaire de faire obstacle au passage de celui-ci vers l'autre côté; par suite, de le
forcer à s'accumuler, et à distendre d'une manière anormale
les conduits qu'il parcourt. Or la constriction des artères pro-

---

absence peut s'expliquer de deux manières. D'abord, il est probable que, dans le
premier moment d'action de l'ergot, la contraction des artérioles a pour effet, simplement en diminuant la quantité de sang qui passe dans les veines, de permettre à
celles-ci de revenir sur elles-mêmes, en vertu de leur élasticité. De plus, il ne
faut pas oublier les particularités si importantes qui caractérisent la circulation
de la grenouille : 1° Le peu de différence de capacité de ses systèmes artériel et
veineux, et 2° sa tension artérielle que plusieurs raisons nous font croire très-
faible, par exemple la propagation des battements cardiaques presque jusque dans
les capillaires.

duit des effets analogues : d'une part, le rétrecissement de tout
ce système diminue la quantité de sang qu'il peut contenir, et
force le surpius à rester dans les canaux moins résistants, les
veines ; d'autre part, l'augmentation de tension artérielle qui
resulte de l'ecoulement plus difficile que nous avons étudié tout
à l'heure, arrive bientôt à fatiguer ou à surmonter l'effort systo-
lique du ventricule gauche ; celui-ci enverra de moins larges
ondées à chaque pulsation, ou bien elles seront moins fréquentes,
et d'une manière ou de l'autre, le surplus du sang qu'il laissera
ainsi en retard s'accumulera en fin de compte dans le système
veineux, non sans troubler auparavant la circulation entre les
deux cœurs, dans le poumon.

Je devrais ici apporter à l'appui de cette théorie compliquée
les nombreux faits cliniques et expérimentaux que j'ai recueillis
dans mes lectures, et qui m'ont obligé à approfondir les effets
successifs du phénomène initial que tout le monde admettait.
Je devrais aussi, je le sais, prendre un à un tous ces symptômes, aussi bien ceux que fournissent les troubles des sécrétions
et de la nutrition, que ceux qui dépendent du système nerveux,
et montrer comment ils se rattachent tous à la même cause. Mais
je ne puis vraiment entreprendre une tâche si ardue, sans
étendre beaucoup au delà de mes moyens le champ de mes
recherches. Je me contenterai de relever quelques faits qui
viennent à l'appui de la théorie proposée.

Or nous avons dit que le phénomène initial de l'action de
l'ergot sur les vaisseaux était la contraction des artères ; repre-
nons quelques-uns de ses effets. Nous avons vu le ralentissement de la circulation dans les capillaires ; ce fait, qui dépend
de la moindre quantité de sang que les artérioles y laissent
arriver, a pour résultat une diminution de tension dans ces
canaux. En effet, la tension, toutes choses égales d'ailleurs, y
est d'autant plus grande qu'il y arrive plus de sang ; en temps

habituel, elle y est plus grande que dans les veines ; or, ici elle diminue et se rapproche de ce qu'elle est dans les veines, où elle a augmenté. De là résulte une grande différence entre les troubles de nutrition qui s'ensuivent et ceux qu'on observe dans les cas simples de stase capillaire, tels que ceux de maladies du cœur, où la pression artérielle n'ayant pas beaucoup diminué d'une part, et où, d'autre part, l'arrivée du sang dans le vaisseau capillaire n'étant pas gênée, la tension du sang dans ces vaisseaux est accrue au lieu d'être affaiblie. On s'accorde à mettre en tête des causes de l'œdème de cause mécanique l'augmentation de tension dans les veines et les capillaires, coïncidant avec la stase du sang ; on comprend donc pourquoi l'œdème n'est pas signalé parmi les accidents de l'ergotisme, pas plus que l'albuminurie. Il y a bien stase du sang, refroidissement, pâleur et lividité même ; mais, à cause de la diminuion de la tension dans les capillaires, il y a diminution de volume des membres, amaigrissement apparent, « *tanquam tabe confectos* », dit Müller, cachexie et marasme, disent les auteurs, mais pas d'œdème.

Je viens de parler de l'absence d'albumine dans les urines : cette sécrétion n'a pas beaucoup attiré l'attention des observateurs ; on a remarqué seulement que l'urine était peu abondante, fortement colorée, et semblable à celle des fiévreux. Ces caractères sont nécessairement plus ou moins marqués, suivant nombre de conditions que je n'essayerai pas d'analyser ici. Je rappelle leur peu d'abondance, comme venant à l'appui de la faible tension dans les capillaires, que je crois pouvoir admettre. Il en est de même de la sueur : presque tous les auteurs notent une peau sèche, rugueuse ; quelquefois des sueurs irrégulières, d'autres fois des sueurs critiques, signe de réaction. La bouche sèche est notée également, ainsi que la constipation qui fait place à la diarrhée dans les derniers jours des cas à terminaison funeste.

La sécheresse et l'émaciation plus apparente que réelle des tissus fait comprendre encore pourquoi, malgré la stase du sang, la gangrène, quand elle survient, *est toujours ou à peu près toujours sèche ;* et cette particularité, commune à la gangrène ergotique et à la gangrène sénile, jointe à la communauté de cause, la diminution du calibre des artères, peut seule justifier la comparaison que faisait Roche, et qu'on a d'ailleurs souvent établie entre ces deux affections. Mais il n'y a rien ici qui rappelle l'artérite des vieillards, que cet auteur a voulu admettre dans l'ergotisme, sans en donner d'autre raison que la ressemblance des deux gangrènes.

Ayant renoncé à poursuivre le processus physiologique de tous les accidents de l'ergotisme, je veux seulement encore rappeler, en quelques mots, l'idée que se fait M. Gubler, qui d'ailleurs n'a pas le premier émis cette opinion, de la cause des accidents nerveux dans l'ergotisme passager ou dans les premiers jours de l'intoxication, et ceux qui se manifestent plus tard dans certains cas, par des convulsions, des crampes et des contractures. Mais d'abord je me rallie entièrement à l'opinion de cet auteur, lorsqu'il rapporte sans hésitation les phénomènes convulsifs à la même cause initiale que la gangrène. Il faut bien avouer que nous ne savons pas pourquoi, dans un grand nombre d'épidémies, et cela surtout en Allemagne, on n'a observé que des convulsions : mais l'identité étiologique des deux affections me semble suffisamment confirmée par les considérations suivantes : 1° Il y a nombre d'épidémies où les deux séries de phénomènes ont été observées simultanément, sinon chez les mêmes malades, du moins dans les mêmes régions, et la cause supposée était naturellement la même : le pain contenait des ergots de seigle chez les uns comme chez les autres. 2° Les phénomènes d'invasion sont assez caractéristiques, à mon avis, et assez semblables pour qu'on ne puisse guère les interpréter de manières différentes : les vertiges, analogues à ceux de l'ivresse, l'hésitation de mouvements et la titubation survenant *après les repas* et se dissipant en quelques heures ; plus marqués chez les sujets qui mangent le plus du pain toxique, chez les hommes que chez les femmes, etc. ; plus tard le fourmillement (*Kriebelkrankheit*, qui ne veut pas dire gangrène, comme quelques-uns l'ont cru), le trouble de la sensibilité engourdie, le refroidissement des extrémités, la chaleur brûlante que ressentent les malades, alors que leur peau est glaciale, sa sécheresse, les troubles de sécrétion, la boulimie, c'est-à-dire simplement l'appétit exagéré, car il n'est pas noté qu'il y ait dépravation du goût ; les caractères du pouls enfin, tous ces accidents sont identiques chez les deux ordres de malades. N'est-ce pas assez? On peut montrer encore une certaine analogie dans les accidents cérébraux : il y a, il est vrai, du délire très-varié chez les convulsifs, tantôt mélancolique ou stupide, plus généralement agité, violent ou même furieux, quelquefois maniaque ; mais qui y verra une raison suffisante pour lui attribuer une autre cause qu'à la stupidité, à l'hébêtement, la lenteur des réponses ou le silence des malades gangréneux, qu'on a notés dans presque toutes les épidémies, depuis Dodart et Noël jusqu'à Bonjean (1)?

La cause de ces différences est cependant restée obscure, il faut en convenir. On a admis, comme chacun sait, que ces formes caractérisaient simplement des degrés différents du même mal ; mais je n'ai pas connaissance d'un travail comparatif fait exclusivement en vue d'étudier cette question. Quant à moi, je n'ai pas l'intention de la résoudre, mes recherches n'ayant porté qu'à un point de vue secondaire de ce côté. Cependant je crois avoir vu que ces deux maladies seraient moins

(1) J'aurais pu ajouter l'identité des lésions, si elles étaient aussi caractéristiques, et, en particulier, les stases veineuses dans les méninges.

encore des degrés que des nuances, si j'ose m'exprimer ainsi. Je veux dire que des doses énormes du poison produiraient plutôt les convulsions, qui apparaissent, en effet, d'ordinaire, plus rapidement que la gangrène. Celle-ci se déclarerait après un usage plus prolongé de l'aliment empoisonné à moins haute dose. Les expériences d'empoisonnement faites sur les animaux donnent à cette opinion une certaine vraisemblance : les observateurs qui ont vu mourir leurs animaux avec des marques de gangrène (Tessier entre autres), n'ont pas vu de convulsions, mais la faiblesse, la paraplégie, l'épuisement, le marasme, et la mort survenait après quinze ou vingt jours. Ceux au contraire qui employaient des doses assez énormes pour tuer l'animal en trois ou quatre jours (la plupart des auteurs, Bonjean, Millet, Wright), ont toujours vu des convulsions survenir plus ou moins longtemps avant la mort.

Si donc c'est l'ergot de seigle qui cause ces deux séries d'accidents, on comprend qu'ils se succèdent bien rarement chez le même individu, mais qu'ils peuvent coïncider dans la même épidémie. Nous y trouvons une raison de plus d'admettre que les effets de l'ergot sur les centres nerveux ne sont pas dus à un mode d'action spécial, différent de ce qui a lieu pour les autres organes, comme on l'a souvent admis, un peu à la légère, ainsi qu'on l'a vu ailleurs.

Ainsi les faits d'ergotisme convulsif se joindront aux autres pour confirmer notre hypothèse de l'anémie des tissus due à la constriction des petites artères sous l'influence de l'ergot, à condition que l'anémie des centres nerveux soit capable de produire des accidents identiques. Or c'est une question qu'on peut regarder comme à peu près démontrée aujourd'hui ; les vertiges, la faiblesse, la diminution du pouvoir réflexe de la moelle (Brown-Séquard), qui s'expliquent par un léger degré d'anémie des centres nerveux, la stupeur, le coma, les convulsions que provoquent les hemorrhagies aoondantes, suffisent pour le moment à marquer l'analogie des processus physiologiques.

Mais nous devons aller plus loin. Nous avons constaté la contraction des petites artères, nous avons, par l'analyse des problèmes physiologiques qui en dépendent, déduit l'existence d'un certain nombre de troubles de la circulation, et, par l'analogie, à son tour, nous avons rattaché plusieurs symptômes pathologiques à ces perturbations du cours du sang. Mais nous ne les avons pas encore toutes passées en revue, ces perturbations ; laissant de côté celles qui se rapportent aux veines, dont nous avons déjà parlé et qui nous paraissent moins importantes, nous avons a étudier celles qui oortent sur les mouvements du cœur, lesquelles nous conduiront à revenir sur l'état des artères ; puis, a cette occasion, nous reièverons un certain nombre de taits qui, s'ils ne sont pas très-importants, quant à présent, pourront le devenir, et sont du moins curieux.

Les mouvements du cœur ont ete notes chez l'homme et les animaux soumis à l'influence de l'ergot par un certain nombre d'observateurs. La piupart (Parola, Millet, Patze, Sée, Trousseau) ont noté le ralentissement de ses battements, en même temps que les caractères du pouls que nous avons déjà rappelés. Mais la grenouille avait encore, à ce point de vue, des avantages importants. En effet, la possibilité de mettre son cœur à découvert permettait de saisir plus complétement les modifications que devait présenter son mouvement. De plus, la facilité de comparer deux grenouilles soumises aux mêmes perturbations toxiques et traumatiques, et ne différant que par l'action de l'ergot sur l'une d'elles, permettait une fois de plus de faire la part, s'il y avait lieu, de l'effet du curare, et d'isoler plus nettement la modification introduite par l'ergot.

C'est ainsi qu'ont été disposées les expériences qui suivent, et que l'on peut étudier en plusieurs séries :

1° Grenouilles curarisées. Leurs pulsations varient, pour celle qui est ergotisée, de 80 pulsations à 60, en une demi-heure après l'ingestion, dans l'estomac, de quatre gouttes de solution d'extrait dans de l'eau (extrait 0^{gr},10).

Pour celle qui est seulement curarisée, les pulsations diminuent de 62 à 58, dans le même temps.

Je n'insiste pas sur ce ralentissement qui a été souvent noté. La forme des pulsations n'est pas moins modifiée : celles de la grenouille non ergotisée restent à peu près sans changement, soit quant au volume de l'ondée, quant au rhythme, ou quant à la couleur du sang.

Au contraire, sous l'influence surajoutée de l'ergot, les pulsations deviennent plus petites, c'est-à-dire l'ondée ventriculaire moins volumineuse ; la diastole se fait progressivement, le cœur en diastole garde presque la forme conique qui caractérise sa systole, au lieu de devenir globuleux ; elle se fait de plus en plus lentement. En même temps, le cœur se vide moins complétement et garde sa couleur rouge, qui tourne au brun violacé, après un certain temps, même au moment de la systole. Il est bon de rappeler que le changement de couleur ne peut guère être attribué à l'extrait d'ergot introduit dans l'estomac.

Ces changements sont bien nets, ils sont constants, et je rappellerai que je me suis en partie fondé sur ces résultats, pour les quelques mots qui ont été dits plus haut à propos des troubles de la circulation.

2° Dans une seconde série d'expériences, les grenouilles fixées par des épingles n'étaient pas curarisées : les résultats sont parfaitement concordants. La diminution du nombre des pulsations a été quelquefois beaucoup plus considérable ; une fois, en 30 minutes, il tombe de 60 à 20, tandis que la grenouille non ergotisée conserve dans le même temps toujours le même nombre de soixante battements.

Les mêmes modifications de la forme des pulsations et du volume de l'ondée sanguine s'observent encore ici, et seulement exagérées. Ainsi, le ralentissement a lieu surtout par l'augmentation de durée de la diastole ventriculaire qui se fait lentement et, sur la fin de l'expérience, n'est complète qu'en deux systoles auriculaires. Seulement, il faut remarquer que, grâce à la respiration qui continue de s'effectuer, le sang conserve sa couleur rouge à peu près normale.

La grenouille non ergotisée reste avec ses soixante pulsations régulières.

La diminution du nombre n'est pas toujours aussi énorme. Il tombe de 40 à 20 en une heure, de 46 à 26 en une demi-heure, etc. Dans une autre expérience, différence bien plus grande, il descend en un quart d'heure de 62 à 20, la dose étant toujours de deux gouttes de solution aqueuse de l'extrait contenant $0^{gr},05$ d'extrait, injecté sous la peau. Dans ces différentes expériences, d'une manière générale, la systole se fait mieux, plus énergiquement que chez les grenouilles curarisées, quoique encore lentement. C'est la diastole surtout qui est lente et qui finit par être incomplète, bien que les oreillettes continuent de se contracter vivement et d'une manière à peu près normale, si ce n'est quant au volume de l'ondée qu'elles transmettent au ventricule. Or, j'insiste encore sur ce volume de la masse de sang dont le cœur dispose à chaque pulsation. Si les pulsations sont à la fois et plus rares, et plus petites, et plus pénibles, de quoi peut dépendre cette triple modification, sinon de la diminution de la quantité de sang qui arrive au cœur, dans un temps donné, et de la résistance plus grande que la tension artérielle augmentée oppose à son expulsion dans le système artériel? Si l'augmentation de la résistance due à la constriction des artères n'était pas constatée, aussi certainement qu'aucun fait physiologique, et qu'en même temps la systole fût seule ralentie, prolongée et incomplète, tandis que la diastole serait restée normale, je ne verrais pas d'autre explication que l'affaiblissement du cœur ; mais cette condition surajoutée du rétrécissement des artérioles, qui rend compte en même temps de la lenteur de la diastole, me paraît, dans ce cas la seule explication de cette systole imparfaite (1).

Quant aux expériences de la troisième série, elles sont plus complexes et plus difficiles à analyser ; elles viennent d'ailleurs confirmer les précédentes. Voici les résultats résumés : les grenouilles étant préparées et fixées de la même manière, au lieu d'injecter la solution ergotique sous la peau, je la déposais ou la laissais tomber de quelques millimètres, par gouttes sur le cœur. Ce contact provoquait presque toujours de l'agitation, des efforts plus ou moins violents de l'animal. — Dans ces efforts, il faisait s'écouler et se perdre la plus grande partie du

(1) Une expérience que j'ai bien des regrets de n'avoir pas prolongée plus long-temps, ni répétée, mais dont je n'ai vu l'intérêt que trop tard, est une de celles de cette seconde série, où les pulsations tombèrent avec les modifications ordinaires de 65 à 20 en 1 heure. La grenouille non ergotisée avait pendant ce temps de 44 à 47. Or, après 1 h. 15′, ayant fait la section des deux sciatiques chez la première, je vis le nombre remonter à 34, puis à 38, 10 minutes après cette section ; en même temps je vois noté que les pulsations, au lieu d'avoir une « systole extrêmement prolongée », sont « petites, irrégulières, brusques, saccadées » ; un peu plus tard, elles sont plus énergiques. Je vois dans ce résultat une confirmation de l'explication proposée ci-dessus pour le ralentissement des pulsations, puisqu'en paralysant une grande étendue du système artériel, ce qui a diminué la résistance due à la tension artérielle, il s'en est suivi une accélération. Le changement de rhythme et l'énergie plus visible des battements, montre de plus que tout à l'heure le cœur *semblait* affaibli, plus qu'il ne l'était. Que faudrait-il conclure quant à l'action de l'ergot sur des vaisseaux séparés de leurs nerfs vaso-moteurs? Je ne puis l'affirmer ; j'ai pourtant noté, 15 minutes après la section, que les deux membres inférieurs paraissent plus vasculaires. Combien de temps cette dilatation aurait-elle duré? L'experience est arrêtée à ce moment.

liquide versé, de sorte qu'il était impossible de tenir aucun compte de la dose ; il est impossible aussi de calculer avec aucune exactitude la durée de l'invasion des phénomènes.

Quoi qu'il en soit, le double résultat à noter est d'abord qu'au bout d'un certain temps, pendant lequel on n'a vu aucune modification, ni de forme, ni de volume des pulsations, ni de couleur du sang, tout à coup, après 14 minutes, une nouvelle addition du liquide et des efforts peut-être plus violents encore de l'animal, ralentissent ses pulsations et les font tomber, par exemple, de 36 à 18. Une autre fois, après cinq instilla-ions de deux gouttes, qui n'avaient amené aucun changement, des efforts désespérés de la grenouille sont suivis d'un arrêt complet du cœur ; en soufflant, on ranime bientôt ses batte-ments, et tandis que leur nombre s'était maintenu à 28-34-28-30, il n'est plus, cinq minutes après cet arrêt, que de 10. Puis, rapidement, il remonte, et quinze minutes plus tard il est re-venu à 24. Ces faits se reproduisent une seconde fois le même jour, chez la même grenouille.

Je crois pouvoir en conclure que ce contact de l'ergot sur la surface extérieure du cœur est une cause violente de perturba-tion ; et c'est probablement par la douleur, car ces deux faits, un trouble apparu subitement, et ensuite la disparition si rapide de ce trouble ne permettent pas d'attribuer à l'ergot, dans ces expériences, le même mode d'action que dans les deux séries précédentes. J'ajouterai, pour marquer mieux la différence, que pendant ce ralentissement on voit, il est vrai, la diastole un peu moins complète, mais la contraction, énergique, rapide, est complète ; le ventricule est petit, blanc, et même ridé à la fin de sa systole, ce que nous ne trouvions jamais dans les deux autres séries ; de sorte qu'il n'y a point, ici non plus, d'affaiblissement du ventricule, mais seulement perturbation momentanée, marquée par l'arrêt, auquel succède une mise en train pénible et assez prolongée, mesurée par le temps que dure le ralentissement ultérieur.

Cependant, dans quelques cas, j'ai retrouvé les phénomènes cités plus haut, mais c'était plus tard, lorsque l'animal était resté plus tranquille et avait pu absorber une quantité suffisante du poison, pour se trouver dans les mêmes conditions qu'après l'injection sous-cutanée.

Il nous faut conclure ici ce qui peut se déduire de ces trois séries. Nous avons constaté la constriction des petites artères, et nous l'avons admise par une induction légitime, et en raison de faits cliniques, pour les grosses artères. Nous avons constaté et expliqué l'anémie du système capillaire, puis la dilatation des veines. De ces différents phénomènes, nous n'avons trouvé d'autre cause commune que la constriction des artères observée, et l'augmentation de tension de ces vaisseaux, qui en est la suite inévitable. Maintenant, si l'on admet avec nous, d'après les dernières expériences décrites ci-dessus, que l'ergot n'a que peu ou point d'influence sur les mouvements du cœur, il s'ensuivra que le ralentissement des pulsations, leur peu d'amplitude, leur efficacité incomplète, puisqu'il ne se vide pas, sont dus également à l'excès de tension du sang dans les artères, et à l'excès de travail que cette résistance augmentée impose au cœur (1). Nous trouvons là une confirmation de la loi de Marey, qui lie le nombre des pulsations à la pression artérielle, par une proportion inverse, et qui *à priori*, paraît si claire et si facile à admettre, bien qu'on lui oppose encore des exceptions nombreuses, dont on n'a point d'explication.

---

(1) Je dois dire que dans deux ou trois expériences de la seconde série ci-dessus j'ai observé une accélération notable du rhythme des pulsations ; elles étaient alors toujours faibles et incomplètes, et l'augmentation de nombre était peut-être un effet de perturbation, mais c'est une exception que je ne crois pas pouvoir interpréter sûrement encore.

Mais il est clair que nous en serons bien plus assurés, si nous parvenons à constater directement à son tour cette augmentation de pression produite par l'ergot. Nous aurons ajouté alors une preuve fort importante, sinon essentielle, à l'appui des conclusions tirées des expériences et des déductions que nous avons déjà passées en revue ; c'est à la recherche de cette preuve que nous allons nous attacher dans ce qui suit.

MODIFICATIONS DE LA TENSION ARTÉRIELLE PAR L'ERGOT DE SEIGLE.

Pour la mesure de la pression du sang dans les artères, il m'a fallu, j'ai à peine besoin de le dire, avoir recours aux appareils enregistreurs de M. Marey, que M. Longet mit à ma disposition, ainsi que son laboratoire, avec la plus extrême obligeance, et je saisis avec empressement cette occasion de lui en témoigner publiquement ma sincère gratitude. Je me suis servi du grand appareil à deux cylindres, mis en mouvement par un poids variable qui permet, avec le volant à ailettes, de régler à volonté la vitesse. Le poids de cet appareil le met dans des conditions de stabilité très-précieuses, et qui, à mon avis, font défaut au nouvel appareil, bien plus maniable et moins encombrant, que le même savant à fait construire depuis peu.

Je me suis servi du papier tendu sur un cylindre et chargé de noir de fumée, qu'on fixe par un vernis très-pauvre, après qu'on a pris le tracé, et qui donne une si grande netteté et une durée indéfinie à la reproduction des expériences.

Les simples manomètres à mercure, soit à cuvette (de Magendie), soit à tube en U (de Ludwig), qui sont absolument insuffisants, et qu'on ne peut presque plus aujourd'hui songer à employer seuls pour mesurer les tensions, ne sont pas disposés en vue de donner des tracés graphiques. Le flotteur à tige de Ludwig me parut trop instable et trop sujet à introduire des irrégularités sinon des erreurs dans le tracé ; d'autre part, le kymographion de Fick n'était pas entre mes mains, et ne me paraissait pas avoir d'avantages assez décisifs pour que je me le procurasse à tout prix. En conséquence, je préférai appliquer simplement au manomètre à cuvette les instruments de M. Marey que je pouvais avoir facilement, et qui se prêtent si admirablement au tracé des graphiques en vue desquels ils sont construits. Je veux parler des tambours à membrane de caoutchouc sur laquelle appuie un levier extrêmement léger, soutenu en un point qu'on peut plus ou moins rapprocher de son centre de mouvement, et armé à son extrémité libre d'un stylet aigu et solidement fixé. Chacun sait que toute pression transmise par l'air à l'intérieur de ce tambour, en soulevan la membrane élastique, fait décrire au levier un arc plus ou moins étendu, et qui, pour de faibles pressions est très-sensiblement proportionnel à la force mise en jeu. Or, prenant un manomètre à mercure, à cuvette, pour être plus stable et moins encombrant, il me suffisait d'établir, au moyen d'un tube de caoutchouc, une communication libre entre le tube de mon manomètre d'une part, et a cavité du tambour d'autre part, pour que, au moment où une pression venant à agir sur le mercure dans la cuvette, et à faire monter ce métal dans le tube gradué du manomètre, l'air de ce tube, refoulé par le mercure, s'accumulât dans l'espace qui lui restait, et soulevât nécessairement le caoutchouc extrêmement mince du tambour. Il n'y avait donc qu'à placer ce tambour à portée du cylindre noirci, pour que le levier pût tracer un arc correspondant à la fois à la quantité dont il était soulevé, et aussi à la hauteur de la colonne de mercure dont l'ascension était cause de son mouvement. Les choses pouvant être facilement disposées ainsi, on comprend qu'avec un tube manométrique plus gros, le volume d'air refoulé, pour chaque centimètre d'ascension de la colonne mercurielle, et par suite le mouvement du levier dans le même temps, seraient plus considérables que si le tube manométrique était étroit. Mais on sait que si l'arc décrit par l'extrémité libre du levier est trop étendu, sa pointe quittera la surface du cylindre et ne marquera plus. On trouve après quelques tâtonnements le calibre du tube et la sensibilité du levier qui conviennent le mieux au genre d'expérience que l'on fait.

J'aurais mauvaise grâce à énumérer une trop longue liste des avantages de cette disposition ; je dirai seulement, en faveur du tambour de Marey, qu'aucun instrument ne peut lui être préféré, à cause de sa sensibilité et de l'exactitude parfaite avec laquelle le levier se meut toujours dans le même plan vertical, et son extrémité toujours sur le même arc, ce qui permet d'assurer que dans le cours de l'expérience il n'a modifié en rien les impulsions qu'il a reçues, et que tous les détails du tracé viennent, soit du manomètre, soit de l'animal qu'on étudie.

Cette importance des moindres détails vient de ce que, dans toutes les expériences sur la pression artérielle, il serait du plus grand intérêt d'avoir une représentation exacte des changements que subissent les pulsations. C'est pourquoi je ne me suis point servi du manomètre compensateur du même auteur. Il est très-commode dans l'étude des pressions, mais il supprime les pulsations, et c'est bien assez que l'inertie du mercure du manomètre ordinaire les défigure, sans que l'on perde volontairement le peu qui en reste, et qui arrive jusqu'au levier du tambour.

Cette cause d'altération du tracé, à savoir l'inertie d'une colonne de mercure de 12-15 centimètres, et plus, avec un diamètre de 5 à 7 millimètres, est déjà si considérable que je n'ai pas cru, malgré le désir que j'en avais, devoir tenir compte de la forme des pulsations écrites sur le tracé. C'est tout au plus si leur hauteur peut être regardée comme à peu près proportionnelle aux battements transmis par l'artère ; leur nombre seul est exactement reproduit, encore y a-t-il des cas où l'on n'oserait l'affirmer.

Je n'ai pas besoin d'expliquer que la pression du sang était transmise au mercure par l'intermédiaire d'une canule aussi large que possible, et d'un tube de caoutchouc fixé d'une part sur la canule, d'autre part à un tube coudé ouvert au-dessus du mercure, dans la cuvette du manomètre ; le tout, la cuvette (au-dessus du niveau du mercure) et le tube étaient remplis d'une solution alcaline, pour retarder la coagulation du sang qui nécessairement pénètre plus ou moins loin dans ce tube (1).

Une fois la pression établie, il était essentiel de s'assurer que l'appareil la gardait exactement ; l'inconvénient d'une fuite était

---

(1) Je dois, pour ne rien négliger, faire encore deux remarques au sujet du manuel opératoire : pour éviter la pénétration d'une quantité considérable de sang dans le tube de caoutchouc, ce qui, en amenant des coagulations répétées, complique de la manière la plus fatigante les opérations nécessaires, j'ai presque toujours eu soin d'établir dans l'appareil, au moyen d'une seringue, une pression à peu près égale à celle que je prévoyais, avant de placer la canule dans l'artère ; de sorte qu'une fois la communication établie, quelques grammes de sang pénétrant dans le tube suffisaient pour repousser la colonne de mercure à la hauteur voulue pour faire équilibre à la pression artérielle. Ensuite, quant à l'instrument, il a comme ceux du même genre qu'on emploie en physique (manomètres, baromètres à cuvette), l'inconvénient de ne pas avoir un niveau inférieur constant, de sorte que le zéro de l'échelle étant fixe, la hauteur de la colonne de mercure, lue à 15 centimètres par exemple, devrait être augmentée de la quantité dont ce niveau a baissé dans la cuvette par suite de cette ascension, quantité variable, d'autant plus grande que la colonne est plus haute.

encore plus gênant que grave au niveau des ajustements des tubes de caoutchouc et de verre, etc., mais au-dessus de la colonne mercurielle, et dans le tambour, il était de la plus grande importance de ne pas laisser perdre une parcelle de l'air qui soulevait le levier, sous peine d'avoir une pression absolument erronée. En effet, autant de cet air s'échappera, autant le levier baissera, puisque la membrane élastique sera moins tendue, et par suite moins soulevée. Pour obtenir cette fermeture hermétique, il suffit d'ailleurs de couler une petite quantité de cire blanche sur toute la circonférence du tambour, entre le bord du caoutchouc et le métal ; le tout étant tenu chaud, la cire pénètre par capillarité jusque dans l'interstice étroit que détermine la ligature de fil de fer, et avec quelque soin on oblitère la moindre fissure. Il faut bien surveiller aussi le caoutchonc qui, étant très-mince, est sujet à présenter de petits trous ou des fuites capillaires, etc.

Je n'insiste tant sur ces précautions minutieuses que pour ne pas être exposé au reproche de négligence, si je n'indiquais pas que je les ai observées avec le plus grand soin.

Une fois l'expérience terminée et le tracé achevé, j'ai trouvé très-commode, pour l'étudier à loisir, de le graduer avant de le détacher du cylindre. A cet effet, laissant toutes choses dans l'état où elles étaient pendant l'expérience, je ramène la pression, soit à zéro, soit à un niveau déterminé et pour lequel la position du levier a été marquée sur le cylindre ; je fais faire alors à celui-ci une révolution complète, qui trace une ligne horizontale ; en donnant successivement de la même manière au levier les positions correspondant aux diverses pressions qu'on détermine de centimètre en centimètre, ou de 2 en 2 centimètres, on obtient une série de lignes horizontales, équidistantes, qui toutes coupent le tracé aux points de même pression. Il ne reste plus qu'à écrire sur ces lignes les pressions qu'on a dû determiner pour les tracer, en nombres qui représentent des centimètres de mercure mesurés exactement dans les mêmes conditions que pendant l'expérience, et qui dispensent, par la suite, de mesurer à la règle et au compas la pression de chacun des points du tracé qu'on a besoin de connaître.

Tous ces préliminaires, auxquels je pourrais en joindre encore beaucoup d'autres, qui sont si longs à décrire, coûtent un certain apprentissage qui m'a donné beaucoup de peine ; ce sera, si l'on veut bien, mon excuse pour y avoir insisté avec tant de détails : je crois d'ailleurs qu'il était utile d'en parler avant d'entrer en matière, et que mes descriptions s'en trouveront plus claires.

Nous voici donc en possession des moyens de mesurer et d'enregistrer les changements de la pression artérielle que nous présenteront nos animaux sous l'influence de l'ergot. Mais par quelle voie d'administration et sous quelle forme l'emploierons-nous ? Je crus devoir renoncer à l'infusion ou à la décoction aqueuse comme se prêtant plus difficilement à un dosage rapide et exact, et je m'arrêtai à l'extrait, dont le mode de préparation uniforme, la conservation facile et l'activité plus grande me parurent être des avantages importants. J'ajouterai que cette préparation est en passe de devenir usuelle et d'acquérir la popularité dont ont joui si longtemps les préparations extemporanées de ce médicament, malgré leurs graves défauts. — J'écarterai aussi l'huile d'ergot, à cause de l'incertitude où nous sommes encore de sa nature et de la constance de ses effets : les résultats contradictoires de Wiggers et de Bonjean, pour n'en pas citer d'autres, la différence évidente qui existe entre les effets de ce que Bonjean appelle la résine (huile concrétée par oxydation probablement), et ceux de l'ergotine de Wiggers, substance résinoïde, suffisent pour nous empêcher d'adopter définitivement l'opinion de Sam. Wright qui préconise, d'après ses expériences et celles de plusieurs praticiens, les avantages du principe gras de l'ergot de seigle (1).

Il nous restait l'extrait aqueux (ergotine de Bonjean). Mais était-il indifférent de l'administrer par les diverses voies ouvertes à la thérapeutique ?

Sans doute que non, mais l'analogie évidente des effets immédiats obtenus par Gaspard et Wright à la suite de l'injection dans la veine, avec les effets ordinaires de l'absorption stomacale ; les résultats des injections sous-cutanées de Drasche, Löbel, Dobell, entièrement comparables à ceux du mode ordinaire d'administration contre les hémoptysies, me firent admettre provisoirement que la digestion ne modifie pas d'une manière notable le ou les principes actifs de l'ergot contenus dans l'extrait, et que la présence de cette substance, en nature, dans le sang, n'en altérait ni l'état, ni les propriétés à un degré aussi fâcheux que l'avaient admis Mialhe et les anciens observateurs des épidémies.

On me permettra d'ajouter que, comme manuel opératoire, dans les conditions où j'étais placé, comme rapidité d'action, et pour la possibilité de ne rien perdre des premières phases de l'effet produit, je ne pouvais rien trouver de plus favorable que l'injection dans la veine.

Je choisis la veine jugulaire externe parce que, chez les animaux employés, cette veine est la plus volumineuse qu'on puisse trouver si facilement, parce qu'elle est très-voisine de la carotide primitive sur laquelle j'ai pris presque toutes mes tensions, et parce que la laxité de cette veine dans la position où les animaux sont fixés la rendait très-propre à l'injection comme je devais la pratiquer.

---

(1) Je ne fais que rappeler les expériences que j'ai faites et résumées ci-dessus, sur les grenouilles, avec l'huile d'ergot ; elles concordent avec celles de Wright, mais ne sont pas assez nombreuses pour faire autorité.

En effet, il était de la plus grande importance que le cours du sang ne fût pas arrêté dans le vaisseau où j'introduisais la substance étudiée. On comprend sans peine que si j'avais lié la veine sur la canule de la seringue, comme on le fait d'ordinaire, la faible quantité de liquide que j'injectais (1 gramme d'une solution aqueuse au quart d'extrait), aurait trop facilement pu trouver à se loger dans le tronçon de veine situé au-dessus de la première collatérale, et qu'à moins de l'injecter très-brusquement, ce que je devais éviter à tout prix, une portion plus ou moins grande de ma solution et une portion irrégulièrement variable aurait été perdue (1). En conséquence, je piquais seulement la paroi de la veine avec la canule pointue des seringues de Pravaz, et je poussais lentement le contenu par demi-tours de piston, c'est-à-dire par gouttes, sans que le cours du sang fût arrêté un instant, si ce n'est au moment où je soulevais la veine sur un fil pour la piquer. Laissant ensuite la canule en place pendant quelques minutes, le sang qui arrivait incessamment balayait jusqu'aux dernières traces de la solution ergotique, et j'étais bien sûr, en retirant la canule, que les quelques gouttes qui s'échappaient par la piqûre n'entraînaient aucune partie de l'injection. On voit sans peine combien la veine jugulaire était favorable à ce procédé.

Je crois maintenant pouvoir enfin entrer dans l'examen et la discussion de mes expériences. Le tracé 1 A de la planche I, représente les effets sur la pression artérielle de l'injection dans la veine jugulaire, de 3 grammes de la solution d'extrait aqueux (au quart). La première portion, de A en X, est un tracé initial qui sert à indiquer les caractères et le niveau général de la pression normale du chien en expérience. Il va san dire que les particularités de cette pression ont été observées

____

(1) Je ne note que pour mémoire que je dirigeais toujours dans la veine mon injection vers le cœur, et aussi que ma solution était toujours filtrée.

avant de mettre le cylindre enregistreur en mouvement, afin d'être assuré qu'aucun accident, cris, efforts, vomissements, etc., ne viendrait probablement se mettre à la traverse, et que l'état actuel de sa circulation pouvait être pris pour terme de comparaison pour les phénomènes ultérieurs. Or on voit que les grandes oscillations sont beaucoup plus marquées que ne devraient l'être celles d'une respiration tranquille : et, en effet, l'animal, avec la persévérance qu'on lui connaît, profitait de chaque expiration pour pousser un gémissement plaintif et peu prolongé. N'ayant pas réussi à le calmer, je pris mon parti de cette complication : du reste, la régularité de ces gémissements n'apportait aucune cause d'erreur à l'appréciation du niveau moyen de sa pression, comme on le voit facilement sur les tracés de la figure 1 B.

La canule étant placée d'avance dans la veine, je fis, sans arrêter le cylindre, l'injection au moment marqué X. Les premiers instants ne portent pour ainsi dire aucune trace de l'effet produit : tout au plus pourrait-on dire que l'expiration suivante a été un peu plus rapide, et que les pulsations sont devenues un peu plus fréquentes, ce que la gravure n'a pas reproduit avec assez d'exactitude. Je n'ai d'autre explication à donner de ce phénomène si peu marqué, que l'impression du sang ergotisé sur la surface interne du cœur droit.

La suite du tracé est bien autrement caractéristique : on y voit une chute rapide et considérable de la pression qui tombe de 15 centimètres à 7 ou 8 centimètres en quelques secondes (1); en X' l'injection est finie : la pression continue néanmoins de descendre encore pendant quelque temps, et le tracé est sou-

---

(1) La vitesse du cylindre dans toutes mes expériences était de un tour en 1^m 25''; sa circonférence étant de 43 centimètres, on voit qu'une longueur de 1 centimètre correspond à très-peu près à 2 secondes. La gravure a réduit le tracé dans les proportions de 43 à 23,5, c'est-à-dire presque moitié.

levé en *e, e, e*, par des cris et des efforts violents de l'animal. Je reviendrai sur cette dépression, qui est tout le contraire de ce que je devais attendre, si l'on se rappelle tout ce qui a précédé, et qui m'a donné bien des inquiétudes jusqu'à ce que j'en aie trouvé et vérifié l'explication. J'ajouterai seulement ici que ces cris et ces efforts au moment de la chute de la pression sont presque constants ; et, en outre, je ferai remarquer que, malgré leur violence, ils n'ont que très-peu fait remonter la pression, et pendant un temps très-court pour chacun.

Arrivé en B, et pensant avoir une assez grande longueur du tracé de dépression pour en bien montrer les caractères, j'ai arrêté le cylindre, et le levier continuant ses oscillations, toujours sur le même arc, traça, pendant la fin de cette période et le commencement de l'ascension qui suivit, l'arc B, à direction verticale. Puis, le cylindre remis en mouvement à 11 heures 32 minutes, le levier inscrivit le fragment de tracé que je désignerai par la même lettre B ; puis nouvel arrêt, pendant que l'ascension continue, ce qui donne l'arc C ; puis je prends le tracé suivant. Enfin troisième arrêt en D, et segment de tracé D, qui fut la fin de cette expérience. Je n'ai pas besoin d'expliquer que ces arrêts successifs ont pour but de raccourcir le graphique que donnerait une expérience prolongée et de le faire tenir dans la longueur d'une seule circonférence du cylindre. Celui-ci, en effet, faisant un tour en une minute et demie à peu près, on voit que cette expérience qui dura douze minutes aurait occupé la durée de 8 tours successifs du cylindre, c'est-à-dire que le tracé aurait repassé 8 fois sur la même feuille de papier, et que j'en aurais eu huit lignes au lieu d'une sur cette même surface. C'eût été un lacis inextricable : c'est seulement dans des conditions bien favorables qu'on peut se reconnaître dans un tracé de 3 lignes superposées, j'ai cru qu'il y avait tout avantage à supprimer les portions du graphique

dont l'intérêt ne se rapportait pas directement à l'expérience
en train, et à remplacer ces portions par des arcs tels que B,
C, D, qui établissent la continuité entre les parties conservées.
Si courtes qu'elles soient, d'ailleurs, celles-ci sont encore importantes à considérer, surtout quand on les étudie d'après les
notes écrites pendant l'expérience : je me suis assuré ainsi de
ce fait très-important, à savoir, que l'augmentation progressive de pression n'est pas due aux efforts de l'animal ; et en
effet :

1° On a vu en *e*, *e*, *e*, que les efforts ne font remonter le
niveau du tracé que de 1, 2, 3 centimètres, et cela seulement
tant que durait chacun d'eux, c'est-à-dire une ou deux
secondes : il est bien clair qu'ils ne sauraient déterminer cette
ascension lente et progressive qui a duré de 11 heures 32 à
11 heures 49 minutes.

2° Mais de plus il est facile de voir que ces portions de tracé
B, C, D, sont parfaitement de niveau, et seulement très-légè-
rement ascendantes ; et que, en outre, les ondulations dues à la
respiration y sont peu marquées, très-surbaissées et très-régu-
lières, bien qu'accélérées. Or il n'y a rien dans ces caractères
qui rappelle les tracés d'efforts que l'on connaît et dont on a
vu des exemples en petit, en *e*, *e*, ni même les hautes ondulations
à sommet aigu des gémissements au début de cette expérience.
D'après cela, on sera porté à ajouter foi à mes notes, où je trouve,
pour cette période que la respiration est régulière, faible et fré-
quente, et que l'animal est parfaitement tranquille.

Si je rappelle maintenant que les hautes doses d'ergot
produisent la stupeur, la somnolence, l'hébétude, comme tous
les observateurs l'ont noté, on pourra constater, d'après ce que
je viens de dire, que l'ergot injecté dans la veine produit les
mêmes effets généraux que s'il est ingéré dans l'estomac : j'ai
déjà fait allusion à la concordance de ces résultats indiqués par

Gaspard et Wright. J'ai aussi très-souvent constaté, comme ces observateurs et presque tous les autres d'ailleurs, une évacuation, soit d'urine, soit de *fèces*, ou des deux, chez les lapins comme chez les chiens, au moment de l'injection dans la veine ou peu après.

Je n'ai point noté l'état de la pupille, parce que la position des animaux, l'exophthalmie et le larmoiement que provoquent constamment le décubitus dorsal et l'extension de la tête, surtout chez le lapin, m'ont paru indiquer une complication qui ôtait toute valeur à cette constatation. D'ailleurs les nécessités de l'expérience m'empêchaient de placer la tête dans une direction favorable par rapport à la lumière, quand même elles m'auraient laissé le temps de faire ces observations.

J'ai noté, au contraire, très-souvent, sinon, constamment la salivation, surtout chez le chien : mais tous ceux qui ont eu occasion de fixer la tête de cet animal, au moyen du bâton ou de la corde qui, passée dans leur gueule, sert à maintenir les mâchoires rapprochées, et à prendre un point d'appui sur les canines, savent que la seule présence de ce corps étranger les fait saliver dans les expériences les plus variées. Il m'aurait fallu faire des pesées et des analyses comparatives, que j'ai négligées, comme trop éloignées de mon sujet.

Je termine cette énumeration des effets généraux de l'injection d'extrait d'ergot dans les veines, par un cas où j'ai eu, immédiatement après l'injection, des vomissements abondants de matières alimentaires contenues dans l'estomac ; deux ou trois fois j'ai observé des efforts de vomissement non suivis d'effet.

Je ne tiens pas compte du frisson que j'ai vu bien souvent, et dont l'immobilité est la principale sinon la seule cause.

Revenons à l'étude des phénomènes de la circulation, en laissant de côté la dépression que nous aurons à étudier plus tard. On voit sans peine sur la figure 1, que la dernière portion enregistrée D, est au-dessus du niveau primitif de la pression en A : il y a une augmentation de près de 3 centimètres de mercure. Peut-être aurait-elle été plus grande si l'expérience eût continué, mais je destinais spécialement ce tracé à montrer les phases de la dépression, et je tenais à éviter de le surcharger. Cette augmentation ultérieure est d'autant plus probable, que j'avais injecté 3 grammes de ma solution au quart, tandis que dans presque tous les cas 1 gramme me suffisait. La figure 2 montre d'ailleurs que chez un chien également, cette dose de 1 gramme donnait des effets très-nets, puisque la dépression, d'une part, est encore plus grande et l'augmentation consécutive très-notable près de 2 centimètres.

Mais l'important, pour le sujet qui nous occupe, c'est surtout d'obtenir cette augmentation, que nous avons expliquée par la constriction des artérioles de tout l'organisme. Or, elle est remarquablement constante, je l'ai trouvée 17 fois sur 23 expériences, et sur les 6 exceptions il en est 3 où l'expérience n'était pas faite dans des conditions normales, ce qui diminue leur importance négative. Voici ces 3 exceptions : 1° un lapin mourut pendant la dépression même (injection de 5 grammes de la solution); 2° un chien était malade, ayant servi la veille à une autre expérience (23 nov. 69); 3° un chien subit le 4 nov. 3 injections de 1 gramme à intervalles assez longs : à la troisième la pression ne remonta pas au niveau initial, tandis qu'elle l'atteignit à la première injection, et le dépassa (25 millimètres) à la seconde. Pour les deux autres exceptions, je n'en puis rendre compte.

Cette augmentation a varié, dans les 17 cas que nous comptons, de 5 ou 7 millimètres à 5 centimètres : elle n'a été qu'une fois à ces deux chiffres extrêmes : voici le résumé de ses valeurs en comprenant dans chaque groupe les valeurs qui n'atteignent pas celle du chiffre attribué au groupe suivant.

L'augmentation a été :

1 fois de moins de		1	centimètre.
6 fois elle est de		1	—
3	—	2	—
3	—	3	—
3	—	4	—
1	—	5	—
17 fois, et 6 cas nuls ou négatifs = 23.			

La faible augmentation de pression que j'ai trouvée ainsi dans le plus grand nombre des cas, et cela dans des conditions où toute la quantité d'extrait agissait simultanément, d'un seul coup, m'a expliqué les deux expériences négatives que j'avais faites dans les premiers temps, en administrant l'ergot dans l'estomac, et de plus pendant la digestion : l'effet produit devait être trop lent à se manifester, et peut-être trop faible pour me donner le résultat que je cherchais, et c'est alors que je renonçai à cette voie d'absorption.

La durée de l'augmentation de pression s'est trouvée aussi assez variable, toujours très-courte, ce qui est visiblement en rapport avec la rapidité de la pénétration dans le sang, et la faiblesse des doses employées. Mes expériences n'ont pas toutes été prolongées assez longtemps pour me donner le retour à l'état normal : il me paraissait en effet plus important d'avoir un grand nombre de faits de pression augmentée, que d'en accumuler tous les détails. J'ai cependant un certain nombre de cas où la durée peut être mesurée ; elle est comprise entre le moment où l'ascension consécutive à la dépression atteint le niveau normal, et celui où la pression revient à ce niveau en redescendant : ces cas sont au nombre de 6 seulemeut :

Dans 1 cas	l'augmentation a duré	2	minutes.
— 2	—	5	—
— 2	—	6	—
— 1	—	36	—

Les expériences incomplètes me donnent des durées comprises entre 1 et 7 minutes, savoir :

1 fois 1 minute.
4 — 2 —
1 — 4 —
1 — 5 —
1 — 7 —

et de plus 3 cas de durées exceptionnelles : 1 fois 20 minutes,
1 de 42 minutes, 1 de 1 heure.

Je crois que je ne puis tenir compte, pour le moment, de
ces derniers faits ; je n'en ai point d'explication assurée : je
croirais que ma pression initiale a été mal déterminée, plutôt
que d'admettre quelque particularité hypothétique et vague
dans les conditions de l'animal. Mais je laisse ces faits en
suspens.

Quant aux autres variations, elles sont comprises dans des
limites assez rapprochées pour qu'on puisse admettre une éli-
mination plus ou moins rapide, une dose proportionnellement
plus ou moins forte quant au volume de l'animal, etc., pour
rendre compte de leurs différences, d'autant plus que la plupart
des faits incomplets ont été interrompus pendant la descente
secondaire de la pression, ce qui permet de croire qu'elle ne
serait pas restée bien plus longtemps au-dessus de la normale.

Ces faits me paraissent suffisants pour vérifier l'augmentation
de pression que nous attendions de l'ergot de seigle, et nous
pouvons dire, je crois, que les différentes particularités de ce
phénomène sont assez en rapport avec les conditions où les
expériences ont été faites. Nous serions donc en droit d'affirmer la proposition qu'elles avaient pour but de prouver, à savoir,
qu'en faisant contracter les petites artères, l'ergot augmente la
tension artérielle.

Mais nous avons relevé, dès le début de l'explication de ces expériences, un fait qui est en contradiction flagrante avec cette conclusion : c'est la dépression initiale. Qu'allons-nous en faire, et comment résoudre une pareille objection?

J'en ai été longtemps préoccupé, et fort inquiété, car je devais craindre de m'être engagé dans une fausse voie, et d'être réduit à laisser de côté l'explication que j'aurais admise après tant d'auteurs, pour en chercher une autre. Or, il se trouva que ce résultat contradictoire, si menaçant, me donna quand je sus m'en rendre compte, non-seulement un argument nouveau, et des plus solides à l'appui de cette même explication, mais, ce qui est bien plus important, me parut jeter un jour inattendu sur les phénomènes de la circulation : je crois qu'il met très-bien en relief le rôle d'une portion considérable et essentielle du système circulatoire, dans la physiologie des mouvements du cœur et de la tension artérielle; je veux parler de la circulation pulmonaire dont on avait, il me semble, beaucoup trop négligé de tenir compte à ce point de vue. Ces considérations m'ont forcé de m'arrêter longtemps sur cette partie de mes recherches, afin d'éliminer s'il était possible, les différentes causes auxquelles on pouvait attribuer le phénomène en question, et de ne pas le présenter, ainsi que mon explication, sans y joindre au moins un commencement de démonstration.

Pour procéder avec ordre, je crois devoir revenir d'abord sur cette dépression, pour l'étudier d'un peu plus près : puis je chercherai à montrer qu'elle n'a pas sa cause dans le cœur; et enfin je rapporterai quelques expériences dans lesquelles j'ai cherché à reproduire la dépression, en imitant les conditions dont je crois qu'elle dépend.

Et d'abord, quant à sa constance, elle est plus remarquable que celle de l'augmentation de pression. Tandis que celle-ci a manqué 6 fois sur 23 expériences, la dépression a été observée 21 fois : les deux exceptions appartiennent à des faits qu nous avons déjà eu occasion de rappeler comme complexes et anormaux : un chien était malade (c'est celui où l'augmentation de pression a duré plus d'une heure, 29 oct. 1869.) L'autre (4 nov. 1869) avait subi le même jour trois injections d'un gramme, dans la veine jugulaire, toutes anormales, à quelque titre, la première et la troisième offrirent la dépression habituelle, mais la pression n'atteignit pas (troisième injection) ou ne dépassa pas (première injection) le niveau normal en remontant ensuite : la deuxième injection ne produisit pas de dépression, mais le niveau monta progressivement à **25** millimètres au-dessus du point de départ.

Quant à sa durée, la dépression est généralement courte : elle commence presque toujours pendant l'injection du médicament, si on la fait dans la veine jugulaire ; un peu après si on la fait plus loin du cœur. Elle arrive très-promptement à son point le plus bas, mais cependant avec des exceptions qui peuvent s'expliquer par quelque détail de l'opération, une injection plus ou moins rapide, une circulation plus ou moins gênée dans la veine jugulaire, etc.

Ce minimum de pression n'est survenu que 3 minutes après l'injection, dans l'artère crurale (1 cas) ; 2 minutes après l'injection, dans 4 expériences dont 1 d'injection dans la veine crurale. De plus, nous la trouvons outre ces 5 expériences,

Dans 6 cas après 1 minute.
— 3 — 30 secondes.
— 1 cas moins de 20 —
— 5 — 10 —
2 cas nuls font 23 expériences.

Il faut noter que ces 6 dernières, où la chute a été si rapide, ont été faites sur des lapins. D'une manière générale ce tableau montre bien la rapidité de la dépression.

Sa durée est beaucoup plus variable, si ce n'est chez les la-

pins, où dans 5 expériences elle a cessé en moins de 10 secondes ; pour le chien elle est bien plus irrégulière :

Dans 1 cas elle dure			30″
—	1	—	1′,10″
—	1	—	2′
—	2	—	2′,30″
—	2	—	3′,30′
—	2	—	plus de 4′
—	1	—	— 5′
—	2	—	— 6′
—	1	—	— 10′

5 cas nuls où la durée de la dépression ne peut être mesurée,
parce que l'ascension consécutive n'a pas atteint le niveau initial. (Ces 5 cas font partie des 6 exceptions que nous avons
relevées, au sujet de l'augmentation consécutive de pression ;
la sixième rentre dans le tableau ci-dessus, parce que si la
pression ne dépassa pas la hauteur initiale, elle l'atteignit
pourtant, après 10 minutes).

On peut donc dire encore ici que la tension artérielle dépri-
mée remonte assez rapidement à son état primitif. Mais ce n'est
plus aussi frappant : il faut prendre une moyenne. On trouve
alors 2 minutes 51 secondes pour durée de ce retour au niveau
initial, ce qui confirme suffisamment la proposition énoncée.

Il est intéressant de déterminer de même de combien l'injection dans les veines fait baisser la pression. Ici, nous aurons
21 faits, comme ci-dessus ; et ils se décomposent comme il suit :

La dépression se trouve 1	fois de	10	millimètres.	
—	1	—	20	—
—	1	—	35	—
—	2	—	40	—
—	2	—	50	—
—	3	—	60	—
—	3	—	70	—
—	1	—	80	—
—	1	—	90	—
—	2	—	100	—
—	4	—	130	—
—	2 nuls = 23			—

Il était visible qu'une telle diminution de pression est fort intéressante ; elle est assez considérable pour attirer l'attention, la moyenne générale donnant 65 millimètres et assez constante pour que sa cause soit intéressante à élucider.

Ce serait sans doute ici le lieu de chercher s'il n'y aurait pas dans les autres caractères des tracés, nombre et force des pulsations, ou dans ceux des pulsations elles-mêmes, quelque indice, propre à nous renseigner sur cette cause. Je l'avais espéré, et j'ai longuement étudié mes tracés à ce point de vue, mais je crois, comme il est dit plus haut, qu'il serait dangereux, sinon illusoire de faire grand fonds de ces détails, tels que le manomètre à mercure nous les montre, et je m'en servirai peu pour le moment.

Cherchons donc quelles explications on peut proposer de cette dépression, et si elles peuvent y convenir, dans les conditions où nous nous sommes placés. Il en est une qui se présente facilement à l'esprit, si l'on songe que mes injections sont faites dans la jugulaire, pour la plupart. M. Vulpian m'avait plus d'une fois averti du danger de compliquer mes résultats, en introduisant une substance toxique, peut-être irritante, dans le sang, si près du cœur, et plusieurs détails du manuel opératoire indiqués plus haut ont eu pour but d'éviter ce danger.

En effet, rappelons-nous qu'à peu près toutes mes injections ont été faites avec un gramme d'une solution de $0^{gr},25$ d'extrait d'ergot dissous dans $0^{gr},75$ d'eau, que cette solution était poussée lentement, par demi-tours de piston de la petite seringue de 1 gramme de Pravaz, c'est-à-dire environ une goutte par seconde, et cela dans la veine jugulaire externe. Un calcul bien simple montre que s'il passe seulement 5 grammes de sang par seconde dans cette veine, la quantité d'extrait contenue dans une goutte arrivera au cœur diluée dans près de quatre cents fois son poids de sang, par conséquent, ses effets seront singulièrement atténués, si cette substance est irritante.

Or, je crois pouvoir affirmer qu'elle ne l'est pas ; ni ses propriétés organoleptiques, ni les effets de son application topique (Parola), ni ses effets sur la muqueuse stomacale ne permettent de ranger l'ergot ou ses préparations parmi les médicaments irritants.

Dans d'autres expériences, d'ailleurs, je me suis mis dans des conditions qu'on regarde généralement comme permettant d'éviter à peu près complétement le danger d'irriter le cœur. En injectant l'extrait d'ergot dans la veine crurale, avec les mêmes précautions, j'ai obtenu la même dépression (8 centimètres), seulement un peu tard (après deux minutes) et la seule différence est que la pression n'a remonté qu'à très-peu près à son niveau primitif, au lieu de le dépasser. Dans une autre expérience l'injection poussée vivement par le bout central de l'*artère crurale*, de manière qu'elle pût arriver peut-être jusqu'à la bifurcation de l'aorte, et, à coup sûr être diluée dans une grande quantité de sang, dans les membres inférieurs et le bassin, avant d'arriver au cœur, m'a donné une des plus profondes dépressions que j'aie notées (de 13 centimètres à 43 millimètres) et une augmentation ultérieure de près de 3 centimètres. C'est l'expérience dont la figure 2 représente le tracé (pl. 1), on voit que la dépression a eu lieu en grande partie sur l'arc marqué 2 h. 37, et que les portions successives de tracé, y compris celui qui correspond à 2 h. 38, montrent la persistance de cette dépression. C'est qu'en effet, ici elle n'a atteint son point le plus bas que 3 minutes après l'injection : fait en rapport avec le long parcours du sang ergotisé, avant d'arriver au point où il détermina l'abaissement de la pression. — L'augmentation ultérieure n'est pas complétement représentée sur cette figure ; le tracé original se compose de deux lignes prises successivement et qui montrent combien le maximum de cette augmentation fut tardif (32 minutes).

Je n'avais pas besoin de répéter une expérience si complète et si concluante, pour m'assurer que le voisinage du cœur et la trop grande concentration du produit ergotique n'étaient pas les seules causes de cette dépression, ni des autres phénomènes.

On pouvait cependant croire que le seul contact du sang chargé d'une substance étrangère pouvait suffire à troubler considérablement le cœur, en irritant l'endocarde dont la sensibilité peut être très-grande. Pour m'en assurer, je fis deux expériences comparatives dont les résultats sont les tracés de la figure 1 B (pl. I). Chez le même chien, je fis toujours de la même manière une injection de 5 grammes d'eau froide dans la jugulaire (tracé de 11 h. 10). Puis six minutes après, une injection de 5 grammes de la solution de sous-carbonate de soude (20/1000) dont nous nous servons pour éviter la coagulation trop rapide du sang dans les tubes des appareils. Enfin, je fis à 11 h. 28 une injection de 3 grammes seulement de ma solution d'extrait au quart. Il suffit d'un coup d'œil pour montrer que les résultats des deux premières ne sont nullement comparables à la dernière. J'ai négligé, avec intention, de marquer sur les tracés de 11 h. 10 et 11 h. 16 les moments où ont commencé et fini les injections. Il me paraît qu'on y trouvera dificilement un signe quelconque qui permette de les reconnaître avec certitude : ni cris, ni efforts, ni changement dans les pulsations, ni élévation, ni abaissement de la pression. Plus le lecteur y sera embarrassé, plus volontiers il conviendra que le contact d'un liquide étranger quelconque ne suffit pas pour provoquer la dépression énorme de la figure 1 A, où pourtant on n'a injecté que 3 grammes au lieu de 5.

Mais nous n'avons pas encore éliminé toutes les explications qu'on peut en donner. On sait que l'excitation des dépresseurs (bout central) détermine une chute considérable de la pression.

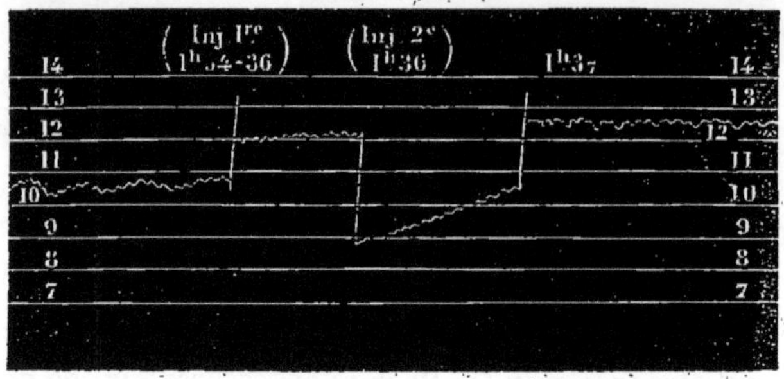

Fig. 4. — Section des deux dépresseurs : première injection, ascension ; deuxième injection, dépression immédiate.

On voit (fig. 4), que la section des deux dépresseurs (vérifiés avec soin, avant d'être sectionnés), n'a pas empêché une chute

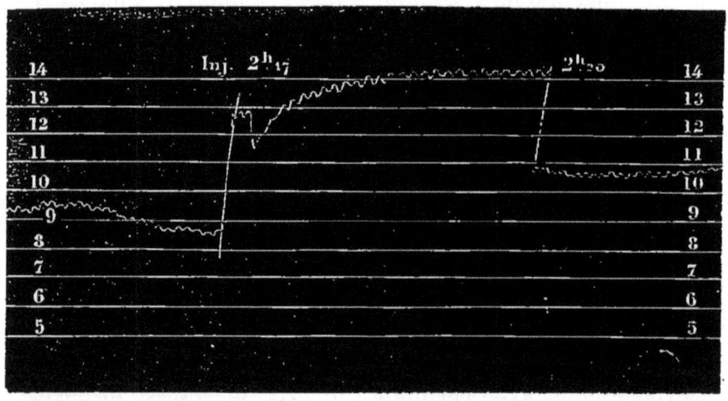

Fig. 5. — Section des deux dépresseurs, ascension immédiate.

soudaine pendant une injection. La même figure et la figure 5 montrent, il est vrai, une ascension immédiate obtenue dans les mêmes conditions. Mais il suffit que cette section n'empêche pas à coup sûr la dépression, pour qu'on soit assuré que les nerfs en question n'en sont pas seuls causes. J'ai répété plusieurs fois ces expériences, et je n'ai pu arriver à en rien conclure de plus, sinon que les dépresseurs prennent sans doute part, mais je ne sais de quelle manière, à la chute de pression qu'amène l'injection d'ergot.

J'en dirai tout autant des pneumogastriques : fig. 6, leur

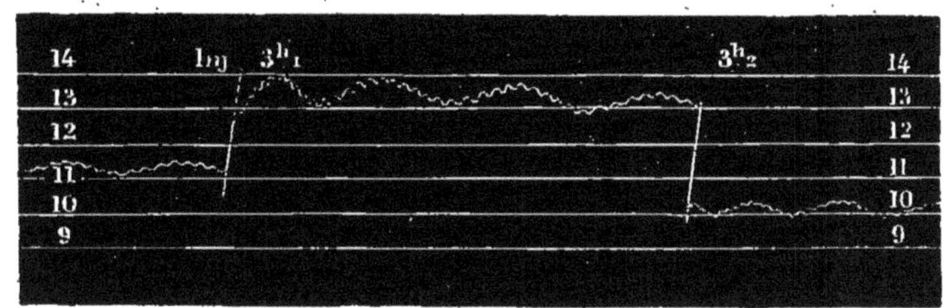

FIG. 6. — Section des deux nerfs vagues et des dépresseurs.
Ascension immédiate.

section jointe à celle des deux dépresseurs a donné une ascension immédiate ; fig. 7, une dépression immédiate. J'ai répété également ces expériences en les variant, et je n'ai pas

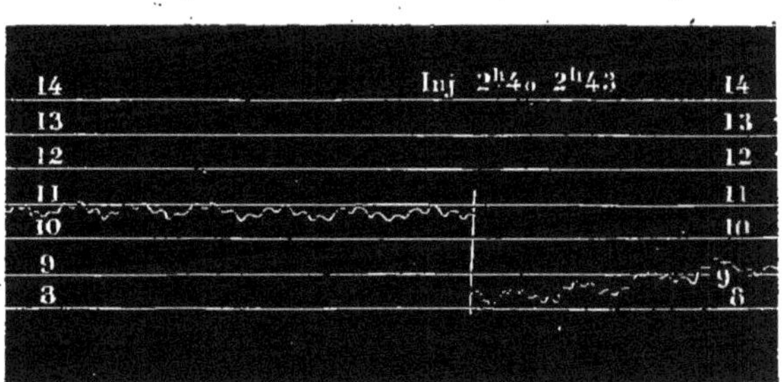

FIG. 7. — Section des deux nerfs vagues et des dépresseurs.
Dépression immédiate.

réussi davantage à faire la part des nerfs vagues dans ce phénomène.

Je n'ai point cherché à agir sur le grand sympathique dont l'action sur le cœur est bien moins directe, et que ses connexions multiples rendent trop difficile à isoler. Je renonçai aussi à pratiquer des sections de la moelle rachidienne, je suis convaincu que cette opération et la respiration artificielle introduisent des perturbations trop considérables pour que je pusse espérer résoudre par ce moyen la question que je poursuivais.

D'autre part, on se rappelle que chez la grenouille nous avons vu des efforts violents, et quelquefois à leur suite un arrêt ou un ralentissement soudain des pulsations, lorsque nous laissions tomber, de quelques millimètres de hauteur, la solution d'ergot sur le cœur ; il est bien évident que cette solution n'est pas tellement inoffensive et tellement inerte, que son contact ne produise aucun effet sur le cœur. Mais nous avons fait remarquer alors que les effets obtenus n'étaient pas comparables à ceux que provoquait l'absorption graduelle ; ils étaient subits au lieu d'être progressifs ; le ralentissement des pulsations tenait à l'augmentation de durée du repos, et non pas en même temps à la longueur de la systole ; celle-ci se faisait complétement, ainsi que la diastole, au lieu d'être partielle et incomplète. — De plus, le sang ne présentait pas la coloration brun violacé, plus foncée même que celle du sang veineux normal, et nous en devions conclure que le trouble produit dans la circulation cardiaque, si exagéré alors par le mode d'application de la substance toxique, n'était pas de nature à rendre compte de celui qu'on observait dans les conditions habituelles, ce qui venait à l'appui de l'explication proposée. Nous pouvons en dire autant ici ; nous ne prétendons pas ce qui serait bien irrationnel, que l'extrait d'ergot ne produit aucun effet sur le cœur, mais seulement que cet effet n'est pas en rapport, ni par son intensité, ni par son mécanisme, avec les phénomènes ultérieurs que présente la circulation ; ceux-ci restent donc entiers à expliquer.

Nous ajouterons encore qu'en admettant dans les fonctions du cœur une perturbation mal définie et obscure, on n'approcherait pas encore de la solution demandée, car j'ai quelques tracés, peu nombreux il est vrai, où pour une raison quelconque que je ne connais pas, l'injection de l'extrait d'ergot n'a provoqué ni troubles de la circulation du cœur, ni cris, ni efforts, et où cependant la dépression et l'ascension consécutive se sont montrées, comme à l'ordinaire, par une courbe progressive et ininterrompue ; la clarté d'un pareil tracé repousse bien loin, comme on le comprend, l'idée d'une perturbation. On pourrait peut-être aussi admettre un affaiblissement du cœur ; ici je serai moins affirmatif, parce qu'un tel effet local sur le cœur est celui que je comprendrais le mieux. Mais il ne suffit pas, car il y a nombre de tracés (et en particulier les six que j'ai pris sur des lapins), dans lesquels les pulsations augmentent de hauteur, c'est-à-dire, selon toute vraisemblance, de force, en même temps que la pression diminue. Il est probable que l'affaiblissement de la résistance à vaincre entre pour une bonne part dans cette élévation des pulsations, mais en tout cas, comment en conclure que la dépression dépende de leur faiblesse ?

Enfin, je me suis cru autorisé à admettre, ce sera provisoirement, si l'on veut, que le cœur ne prenait presque aucune part aux phénomènes curieux que nous donnent nos tracés, et nous avons pu chercher plus tranquillement des preuves à l'appui de l'explication que nous nous en étions donnée.

L'exposé en est bien simple, et demande peu d'éclaircissements : le tout consiste à faire jouer un rôle au poumon dans les changements que peut présenter la pression mesurée dans les artères. Or, pour peu qu'on admette la présence de fibres musculaires dans la paroi des artères et artérioles pulmonaires, ce qui ne me paraît pas pouvoir être nié, il faudra bien admettre que ces vaisseaux sont aptes à intervenir dans les conditions que je viens de dire.

Or, si nous nous rappelons que, nécessairement, il doit, à l'état normal, passer la même quantité de sang dans un même espace de temps, par l'artère pulmonaire et par l'aorte ; que par conséquent, il en passe la même quantité aussi par les capillaires du poumon que par tout l'ensemble du système capillaire de l'organisme ; il est bien clair que la plus petite variation dans la résistance au passage du sang à travers le poumon aura beaucoup plus d'effet sur la circulation générale que si le même obstacle siégeait en un autre point quelconque de l'appareil circulatoire.

Comment se manifestera cet effet ? Je crois inévitable qu'une augmentation de résistance au passage du sang, si elle est assez marquée, assez étendue, ou de peu de durée, diminuera momentanément la quantité de sang qui arrivera du poumon au cœur gauche, pendant ce temps. Le cœur gauche recevant moins de sang, en enverra moins, et la tension diminuera dans l'aorte et le système artériel.

J'ai dit momentanément, parce qu'il est de règle nécessaire, comme on le sait, qu'en arrêtant le passage du sang dans une branche d'un tronc vasculaire, sa tension augmente dans les autres branches collatérales et les dilate sinon immédiatement, du moins peu à peu. Ce fait a été démontré schématiquement d'une manière très-élégante, et le rétablissement de la circulation après la ligature d'une artère en offre tous les jours des exemples à la dissection.

Il est donc évident que si la coarctation que nous avons admise durait un assez long temps, elle durerait plus que son effet, la diminution de pression artériellé.

Or, si l'ergot fait contracter les fibres musculaires lisses, il doit faire contracter celles des vaisseaux pulmonaires qu'il traverse au sortir du cœur droit, et je crois que nous pouvons trouver dans divers détails de nos expériences un grand nombre de faits à l'appui de cette supposition.

1° La durée très-courte de la dépression me paraît en rapport avec la rapidité du passage du sang ergotisé à travers le poumon.

2° Si elle ne commence pas instantanément, on se l'expliquera par le temps que le sang doit employer à arriver aux petits vaisseaux pulmonaires et par la lenteur de la contraction des fibres musculaires lisses.

3° La dépression plus ou moins grande que nous avons décrite doit être en rapport, soit avec une constriction plus ou moins énergique des artérioles pulmonaires, soit avec le passage de sang ergotisé à travers un département plus ou moins étendu du poumon : car rien n'oblige à croire qu'il doive toujours être uniformément disséminé dans les deux poumons, et alors :

4° On s'expliquera que la dépression puisse manquer, si le sang empoisonné traverse pour ainsi dire en bloc une petite étendue de la petite circulation, trop petite pour que sa constriction modifie sensiblement l'état de la pression collatérale et celle des vaisseaux placés au delà (1).

5° On comprendra pourquoi, après l'injection dans la veine et dans l'artère crurale, la dépression consécutive a été retardée, et ensuite, pourquoi elle a été notablement plus profonde qu'à l'ordinaire : la solution toxique ayant eu plus de temps pour se diluer dans une plus grande quantité de sang veineux, a dû agir sur une plus grande étendue de l'appareil vasculaire du poumon. Peut-être est-ce là aussi la cause de la

---

(1) Je crois cependant pouvoir proposer une explication de l'ascension immédiate ; on peut comprendre que dans le cas où l'ergot n'a pas agi sur une surface assez étendue de vaisseaux pulmonaires, pour provoquer la dépression habituelle, si l'animal fait à ce moment des efforts, il y aura une ascension qui ne sera pas due a l'ergot, mais à ces efforts.

lenteur de l'ascension ultérieure ; les vaisseaux plus énergiquement contractés ayant pu exiger plus de temps pour reprendre
leurs dimensions normales.

6° La gêne de la respiration, qu'on peut attendre de ce trouble
de la circulation pulmonaire, peut rendre compte des cris et
des efforts de l'animal, qu'il est difficile d'interpréter, comme
on le comprend, mais qu'on peut aussi bien prendre pour des
cris d'angoisse ou d'anxiété que pour de simples cris de douleur.

7° On voit sans peine encore que, tant que dure cet état des
vaisseaux pulmonaires, les efforts de l'animal, si violents qu'ils
soient, ne feront remonter la pression que de 1 ou 2 centimètres, au lieu de 5 ou 6, comme à l'ordinaire. Mais ici je
dois consacrer quelques lignes à l'idée que je me fais de ce qui
se passe. L'effort augmente la pression artérielle de deux façons :
1° la contraction des muscles de la poitrine et de l'abdomen
comprimant les artères de ces régions tend à augmenter directement la pression du sang dans ces vaisseaux ; et 2° en comprimant les veines, elle tend à augmenter cette même pression
indirectement, à savoir : en chassant leur contenu vers le
centre de la circulation, la compression en augmente la vitesse,
en facilite ou en force le passage à travers le poumon, et par
suite exagère l'afflux du sang au cœur gauche. Je ne parle ici
que des efforts saccadés, successifs, de peu de durée, tels que
ceux du cri, ceux que nous présentent nos chiens dans ces conditions. Or, on voit que la constriction des vaisseaux pulmonaires a précisément pour effet d'empêcher ou de diminuer la
deuxième conséquence de l'effort que nous venons de rappeler,
c'est-à-dire son action sur le sang veineux. Il est clair que
l'augmentation de pression artérielle qui en est la suite ordinaire, en sera d'autant moins considérable : ce que nous vou-
lions démontrer.

Ce grand nombre de faits ou d'inductions simples et directes nous paraît apporter une confirmation utile à l'explication que nous donnons de la dépression, c'est-à-dire à l'hypothèse d'une constriction des vaisseaux pulmonaires ; et par suite, l'action de l'ergot sur les muscles lisses nous en paraît d'autant plus assurée, comme nous l'annoncions ci-dessus.

Cependant il nous fallait trouver quelque expérience dans laquelle on pût, en déterminant un effet visiblement analogue à celui que nous attribuons à l'ergot sur le poumon, obtenir pour résultat une dépression semblable à celle qu'il nous montre.

Or, j'ai fait deux séries d'expériences qui me paraissent atteindre assez exactement ce but : elles consistent en deux moyens de diminuer notablement la quantité de sang qui arrive au poumon et le traverse.

Dans la première série, après avoir ouvert l'abdomen d'un lapin, et passé un fil sous sa veine cave inférieure et sa veine porte, qui sont très-près l'une de l'autre à la face inférieure du foie, et cela aussi près que possible du foie, je comprimais en même temps ces deux veines par une traction modérée sur le fil. Je dois dire que j'avais préalablement pris un assez long fragment de tracé pour être sûr de connaître ce qu'on peut prendre pour le niveau normal de la pression ; que j'en prenais un autre après avoir ouvert l'abdomen, ce qui détermine toujours un notable abaissement de la pression ; et enfin un autre fragment, après avoir laissé l'animal tranquille pendant quelques minutes.

Dans ces conditions, j'ai obtenu le tracé dont une portion est représentée fig. 8. La dépression est sensible, sans être aussi considérable que celles auxquelles l'ergot de seigle nous avait habitué. Mais il n'est pas besoin de rappeler combien la compression de ces deux veines diffère de la constriction des vaisseaux de tout un poumon ou peut-être plus. On voit qu'elle se fait progressivement et qu'après quelques secondes les pulsations deviennent irrégulières. A ce moment, en effet, ou peu

après, l'animal fit des efforts extrêmement énergiques, et la
pression remonta de moins de 10 centimètres à près de 15,
quoique je n'eusse pas cessé la compression, et que son abdo-
menfût largement ouvert. Je profite de ce fait pour confirmer
ce que j'ai dit plus haut des effets de l'effort quand les vaisseaux
pulmonaires sont contractés ; ici ils ne l'étaient pas, et malgré

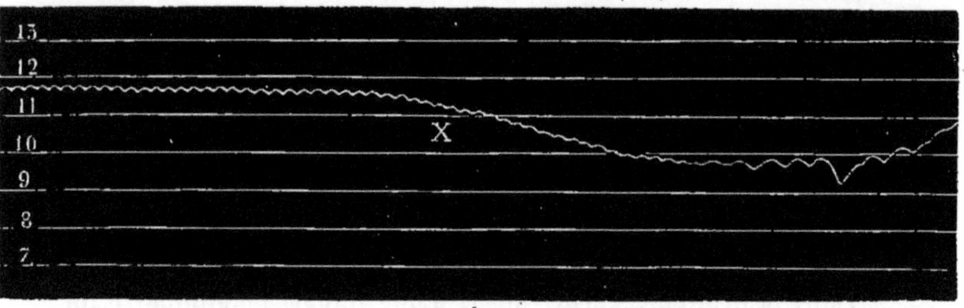

FIG. 8. — Compression de la veine cave et de la veine porte.

les conditions très-défavorables où se trouvait l'animal, la compression par les muscles thoraciques, des membres et du cou, on
suffi pour repousser des veines la quantité de sang qui a augmenté la pression de 5 centimètres, tandis que, sous l'influence
de l'ergot, les mêmes efforts ne la relevaient guère que de 1,
2, dans des conditions bien plus favorables. Je suis d'ailleurs
porté à croire que cette agitation n'a pas eu d'autres causes que
le trouble même de la circulation produit par la compression de
ces deux veines, et la gêne de la respiration qui s'ensuivit.

Des phénomènes exactement analogues sont produits par
l'injection de poudre de lycopode dans la veine jugulaire : seulement, la quantité que j'en injectais était tellement considérable
que la mort s'ensuivait, après une diminution progressive de
la pression jusqu'à 3 ou 4 centimètres, avec quelques irrégularités plus ou moins considérables dues aux efforts. Tout le
monde sait que la poudre de lycopode est parfaitement inerte,

de sorte qu'on ne peut ici arguer d'une irritation autre que

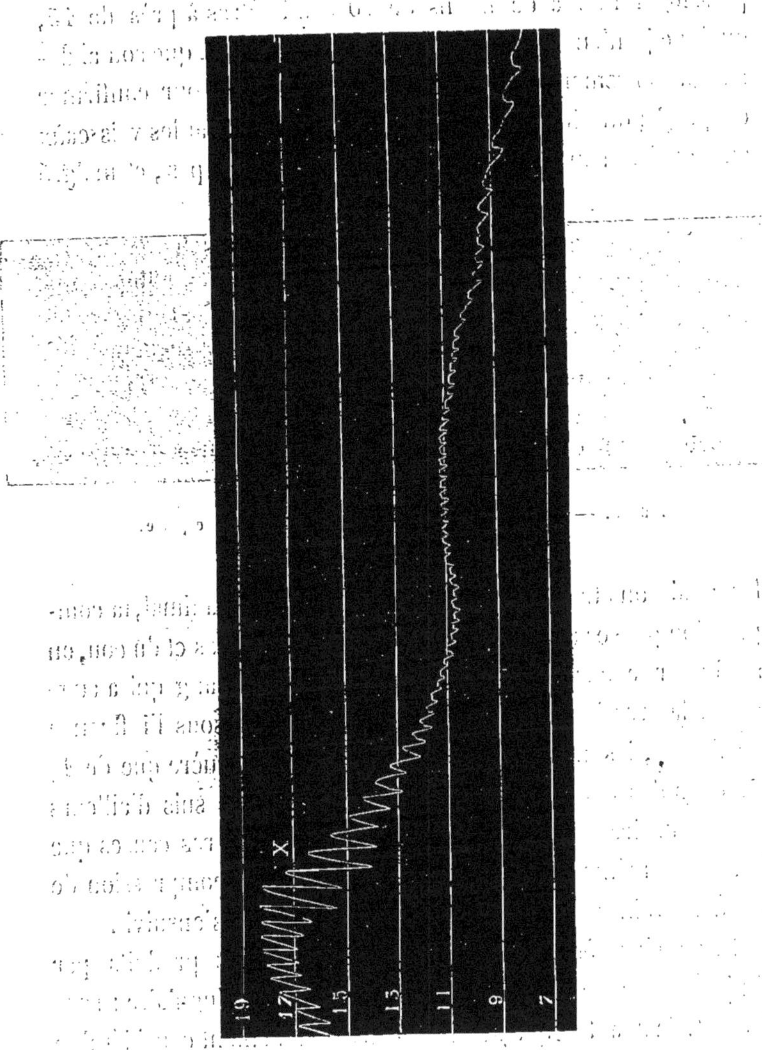

Fig. 9. — Injection de poudre de lycopode dans la veine jugulaire.

celle d'un contact mécanique ; or, nouvelle preuve du peu d'influence de ce contact, on voit que les pulsations diminuent

graduellement et régulièrement d'amplitude, ce qui annonce tout autre chose qu'une perturbation. On sait aussi que cette poudre est extrêmement fine ($0^{mm},05$), de sorte que les spores qui la constituent peuvent oblitérer un très-grand nombre de vaisseaux, en se disséminant sur une grande surface de l'appareil circulatoire pulmonaire ; effet très-légitimement comparable à ce que nous avons dit de l'extrait d'ergot.

La pression initiale sur cette figure 9 est un peu plus haute que la pression normale, par une raison que nous avons déjà vue : à savoir l'expiration forcée, que nécessite un gémissement bruyant et prolongé. C'est sur la fin d'un de ces cris que l'injection a commencé. La descente qui devait le suivre, au lieu d'aboutir à une nouvelle ascension, s'est prolongée, et le cri suivant l'a à peine soulevée un peu. Un peu plus tard encore, on voit les irrégularités des pulsations que nous avons déjà mentionnées, et en même temps commence une série d'efforts et de cris violents dont je n'ai pas reproduit ici le tracé, et qui remontent la pression jusqu'à près de 14 centimètres pendant environ 15 secondes ; or, la pression moyenne initiale était d'un peu plus de 16 centimètres ; notons cette différence : tout à l'heure, malgré la compression de deux veines volumineuses, et l'ouverture de l'abdomen, l'agitation fit remonter la pression à 5 centimètres au-dessus de sa moyenne primitive ; ici, sans qu'il y ait aucune autre lésion qui supprime les effets de cette agitation, que l'oblitération des vaisseaux pulmonaires par la poudre de lycopode, elle ne peut cependant rapprocher la pression qu'à 2 centimètres au-dessous de la normale.

Ces expériences me semblent bien probantes. L'analogie et même les différences qu'on observe entre ces résultats et ceux de l'injection de l'extrait d'ergot, semblent concorder pour faire admettre une même cause de la dépression ; il y aurait augmentation de la résistance au passage du sang à travers le poumon, d'où diminution de la quantité de ce liquide qui le tra-verse en un temps donné ; d'où abaissement de la pression dans les artères.

Enfin, nous concluons pour nous résumer sur ce qui fait le sujet de ce travail :

1° L'ergot de seigle et sa principale préparation, l'extrait aqueux, font contracter les petits vaisseaux à tunique muscu-laire.

2° La contraction des petites artères fait augmenter la pres-sion artérielle dans les gros troncs.

3° Cette action s'étend même aux vaisseaux pulmonaires, dont la contraction a pour effet de faire baisser momentanément la pression artérielle, quand on injecte l'ergotine dans la veine.

4° Ces effets paraissent se manifester même après la section des nerfs vaso-moteurs.

BIBLIOGRAPHIE

Une assez grande partie de cette bibliographie a été empruntée aux travaux suivants, que je dois, à ce titre, mettre en tête de la liste :

Renauldin. — Art. Ergot, Ergotisme, inDict. en 60 vol., t. XIII,in-8. Paris,1815.

Raige-Delorme. — Art. Ergot, et effets de l'ergot de seigle sur l'économie animale. (Dict. en 30 vol., in-8. Paris, t. VIII et t. XXVIII, 1844).

Villeneuve. — Emploi du seigle ergoté pour accélérer l'accouchement. (Mém. in-8, 1827).

Bayle. — Bibliothèque thérapeutique, in-8. Paris, t. III, 1835.

R. Virchow, Ph. Falck, J. A. Simon, etc. — Handbuch der speciellen Pathologie. — Intoxicationen, t. II. Erlangen, 1855-57.

J'ai de plus relevé un grand nombre d'indications incomplètes, et que je n'ai pu vérifier ; je les ai néanmoins transcrites ici, sachant combien il est pénible de réunir tous les renseignements disséminés que l'on rencontre. Je me suis efforcé d'indiquer pour chacun d'eux les auteurs qui me les ont fournis.

Je n'ai pas joint non plus la liste très-longue des notes, analyses, observations, qu'on trouvera dans les diverses publications spéciales de bibliographie, et où je n'ai rien recueilli qui se rapportât à mon sujet ; non plus que les thèses très-nombreuses où l'on étudie l'ergot, surtout au point de vue obstétrical. (Voyez *Canstatt's, Jahresbericht, Schmidt's Jahrbuch, Casper's Vierteljahresschrift*, et la nouvelle série : *Horn's Vierteljahresschrift, Omodei Annali universali*, etc.

Allier. — Bulletin de thérapeutique, in-8. Paris, 1860, t. LIX.—Journ. l'Expérience, 1838.

Allier. — Journal des connaiss. méd.-chirurg., t. VI.

Arnal. — Gaz. des hôpitaux, 1863.— Emploi de l'ergot de seigle, dans quelques cas d'affection chronique de l'utérus, *ibid.*,1843.—Action sur la circulation et effets dans l'apoplex., pulm., *ibid.* 1849.

Anonyme. — Art. Ergot, in Dict. abrégé des sciences méd.', in-8. Paris, t. VII, 1822.

Biver. — Mém. sur le seigle ergoté.

Burghart. — Epidémie de Saboth (cité par Tissot). Satyræ medic. Silesiæ. Specimen tert. 1736.

Belloc. — Ergot dans la leucorrhée, in Journ. des connaiss. méd.-chirurg., 3e année. (Payan).

Bougier la Bergerie. — D'une maladie du seigle, in Décade philosoph., 7e année, 2e trim. (Renauldin).

Bordot. — Considér. médic. sur le seigle ergoté. Thèse, Paris, 1818 (Goupil, Villeneuve).

Bigorie-Lachart. — Effets du seigle ergoté pris comme aliment. Thèse, Paris, an XI, in-8.

Bailly (A. A. P.). — Dissert. sur l'ergotisme. Thèse, Paris, 1820, n° 170.

Barbier (d'Amiens). — Revue médic., t. II, 1831.

Bayle. — Biblioth. thérap., in-8. Paris, t. III, 1835.

Boncher. — Des effets du seigle ergoté, in-4. Paris, 1830.

Blariau. — Gaz. méd., 1839.

Bazzoni. — Annales d'Omodéi, 1831 (Bayle).

Boullet. — Essai sur les effets du seigle ergoté. Thèse, Paris, 1835.

Brown. — Ergot dans suppurat. prolongée (The Lancet, 1849, t. II).

Bonjean. — Traité de l'ergot de seigle. Mém. in-8. Paris, Lyon, Turin, 1845.

Bonjean. — Épidémie d'ergotisme en Savoie, 1844.

Beauvais (de). — Des feuilles d'Uva-ursi comme succéd. de l'ergot de seigle (Bull. de thérap. 1858).

Barlan-Fontayral. — Étude botan. et méd. sur le seigle ergoté. Montpellier, 1858.

Barrier (de Lyon). — Epid. d'ergotisme, 1854-55 (Gaz. méd. de Lyon, 1855).

Beck (J. W.). — Effects of Secale cornutum administered 296 times, etc. (Dublin med. Press, 1863).

Bauer. — Ergotine dans le purpura (Deutsche Klinik, 1868. Schmidt's Jahrb, 1869, t. 144).

Bigelow. — Quarterly Journ. of Litter. Science, and Arts, t. II. 1863. — New-England Journ. of Med. and Surgery, t. V.

Brown (Dyce). — Mode d'administr. de l'ergot (Med. Times, 1865).

Clermont-Ferrand et Leperdriel. — Sur l'ergot de seigle, in Ruche pharmaceutique. Montpellier, 1861-62 (?).

Christison. — On poisons, 1 vol., 3e éd. Edimbourg, 1836.

Cordier. — Nouv. biblioth. méd.

Courhaut. — Traité de l'ergot de seigle et de ses effets. Châlon-sur-Saône, 1827 (Tardy, Villeneuve).

Camerarius. — De Ustilagine frumenti, in-4. Tubingen, 1709 (Renauldin).

Chapman. — Discourses on the elements of therap. Philadelphia, 1817 (Villeneuve).

Cabini. — Annales d'Omodei, 1831 (Bayle).

Campaignac. — Note sur quelques cas d'ergotisme, extrait du Répertoire médic. Paris, 1831.

Colles. — Dublin Quarterly Journ., 1847.

Clemens. — Die Wirkungen des Ergotins auf die chemische Beschaffenheit d e Urins Paraplegischer. Deutsche Klinik, 1865.

Comperat.—Dilatat. excess. de l'iris, trait. par l'ergot (Omodei, 1849, t. CXXXII.

Caire. — Sull'uso chirurgico dell' ergotina (Annales d'Omodei, 4ᵉ sér., 1851, CXXXVII).

Cusack. — Accid. prod. par doses d'ergot, in Dublin, hosp. Rep., t. V (Pereira).

Dodart. — Épidémie de Montargis, 1674 (Renauldin, *loc. cit.*).

Duhamel. — Épidémie de Sologne, in Mém. Ac. roy. des sc., 1748 (Millet).

Dierbach. — Die neuesten Entdeckungen in der Materia medica. Vol. I.

Dupuy (d'Alfort). — Empl. chirurg. de l'infus. de seigle ergoté, in Dict. des Sc. méd., t. XXV (Desgranges).

Delens (Mérat et Delens). — Dict. de mat. méd.

Dance. — Dict. de médecine, 2ᵉ éd.

Dodart. — Lettre sur le seigle ergoté, in Mém. Acad. des sc., t. X, 1676 (Raige-Delorme).

Duhamel. — Épid. de Sologne, in Mém. Acad. des sc. (1748).

Dewees. — Essay on the means of lessening the pains, etc. Philadelphia, 1818.

Desgranges (de Lyon). — Expériences sur l'emploi du seigle ergoté dans l'accouchement (Nouv. Journ. de méd. de Paris, 1818).

Desgranges (de Lyon). — Observ. et remarq. prat. sur l'administration du seigle ergoté. Montpellier, 1822, Mém. in-8 (Extrait des Ann. cliniq. de Montpellier, 2ᵉ série, t. III, 1818).

Deverdier. — Consid. sur le seigle ergoté, ses causes et ses effets. Thèse, Montpellier, 1817 (Raige-Delorme).

Davies. — London med. journ., 1826.

Diez. — Versuche üb. die Wirkung. des Mutterkorms. Tübingen, 1831 (Strahler, Richter).

Debourge (de Rollet, Somme). — Rec. des trav. de la Soc. méd. d'Indre-et-Loire, 1842.

Drasche. — Ergotine en inj. sous-cut. contre l'hémoptysie, l'épistaxis, etc. — Bericht des K.K.Krankenanstalt Rud. Stiftung. Vienne, 1867, in Schmidt's Jahrb, 1869, t. CXLIII.

Dobell. — Ergot of Rye, in hemoptysis, etc. (British med. Journ. 1868). — In Centralblatt, 1868.

Desprez. — Rétr. utér. apr. l'acc. Mode d'act. de l'ergot. Thèse, Paris, 1860, nº 246.

Enriotti (de Biella). — Ergot contre l'aménorrhée (cité par Payan).

Frank (J.). — Ergotisme, in Pathol. int. (Payan).

Fagon. — Sur le blé cornu, ou ergot, et de l'espèce de gangr. qu'il procure, in Mém. Ac. des sc., 1710 (Raige-Delorme).

Fontana. — Lettre sur l'ergot et la Tremelia, in Journ. de physiq. de Rosier, in-4, t. VII, 1776 (Renauldin).

Foot (Malachi). — Practical observations on the med. quality, etc., in Letter to S. Akerly. New-York med. repository, new series, in-8, t. II, 1815 (Villeneuve).

Fée. — Mém. sur l'ergot de seigle. Strasbourg, 1843-44.

Festler. — Erg. contre fièvres (Annales d'Omodei, t. LX, 1831).

Flinzer. — Empoisonnement par ergot (Horn's Vierteljahresschrift. Nouv. ser. t. VIII, 1868).

Guibourt. — Journ. de pharm. et de chim., t. XIII. — Comptes-rendus Acad. des sc., t. XXXIII.

Guibourt. — Hist. nat. des drogues simples, 1849.

Gruner. — Responsa facultatis medicæ marpurgensis de convuls. cereal. epidem., in-4. Ienæ, 1792-93 (Renauldin).

Ginnani. — Delle malattie del grano in erba, in-4. Pesaro, 1759 (Renauldin).

Godquin. — Erg. contre inertie utér. Thèse, Paris, n° 244, 1832.

Guérard. — De la gangrène attribuée au seigle ergoté. Thèse, Paris, 1818.

Goupil. — Essai sur l'emploi méd. du seigle ergoté. (Journ. des progr. des sc. et instit. méd., t. III, 1827).

Gaspard. — Journ. de physiologie, 1822.

Guersant. — Paralysie de la vessie, trait. par l'ergot de seigle. — Journ. de chim. et de méd. 1839.

Guersant. — Ergot pour expulser des fragments de calculs, in Bull. de thérap., 1839. — Journ. l'Expérience, 1840 (Payan).

Gross. — Dissertatio med. toxica de secali cornuto. Vratislaviæ, 1844. Preuss. Vereinzeitung, 1845.

Giacomini. — Thérap. et mat. méd. Trad. fr., 1840 (Payan).

Girard (de Marseille). — Bull. de thérap., t. XLI (cité par Allier, *ibid.*, 1860).

Gervis. — Ergot contre la dysenterie. (The Lancet, 1846, t. II).

Griepenkerl. — Das Mutterkorn des Roggens, etc., nebst Mittheilungen üb. die Kriebelkr., im Herzogthum Braunschweig, 1854-56. — In Casper's Vierteljahress. 1858.

Grandidier. — Ergot contre hémorrhagies. — Schmidt, t. CXVII.

Gubler. — Art. Ergot (Comment. sur le Codex, 1869).

Gill (Seth). — Ergot, son action sur l'utérus (The Lancet, 1863, t. I).

Gros. — Ergotin gegen dysenterien (Centralblatt, 1868).

Grandclément. — Ergot de blé. Thèse, Paris, n° 22, 1855.

Gravina. — Ricerca... sul modo d'agire (Omodei, 1843, t. CVII-VIII).

Guillaud. — Ergotisme gangrén. Thèse, Paris, 1856, n° 39.

Heusinger. — Rech. de pathol. compar., t. I.

Hoffmann (?). — Pathol. gén., pars 2, cap. 9 (Tissot).

Huss. — Ergot contre hémoptysie et épistaxis (Payan).

Hertwig. — In Sundelin's Handbuch der speciellen Heilmitteln.

Hoppe (de Bâle). — Contre hernies (Schmidt, t. CVII).

Hamilton. — Observ. rel. to Midwifery, 1836 (Pereira).

Hoffmann (?). — Dissertatio de morbo spasmodico epidemico maligno in Saxonia, Ienæ, 1717.

Hufeland's Journal, Bibliothek der praktischen Heilkunde, t. LII, 1824 (Villeneuve).

Hall (Ch.).—Remarq. prat. relativ. à seigle erg. Extr. d'American,med. Review. — Trad. in Nouv. biblioth. méd., t. I, 1827 (Villeneuve).

Hamburger. — Das Mutterkorn. Dresden et Leipzig, 1848.

Hamberger. — Das Mutterkorn in seine Heilwirkung in Nervenkr (cité pour la coqueluche par Griepenkerl, op. cit.).

Henriette. — Emploi de l'ergot de seigle dans l'hémoptysie, in Journ. de méd., chir. et pharm. de la Soc. des sc. méd. et nat. de Bruxelles, 1848 (Tardy).

Houston. — Bull. de thérap., t. XXVII, XXVIII (cité par Allier, *ibid.*, 1860).

Heyfelder. — Ergotismus. Marburg, 1856.

Hewitt (Graily). — On the action of ergot. (Lancet, 1863.)

Hildreth. — Ergot and chloroform in obstetries (Americ. Journ. of medic. sc., 1865.)

Hugues. — Seigle erg. dans l'albuminurie. Thèse, Paris, 1862, n° 33.

Janson. — Compt. rend. de la prat. chirurg. de l'Hôtel-Dieu de Lyon, 1814-15 (Raige Delorme, Boujean).

Jörg. — Gebrauch inn. Reizm. z. Beförder. des Geburts, 1833.

Juhel. — Act. physiol. et empl. thérap. de l'ergot de seigle. Thèse, Paris, 1850, n° 74.

Keil. — Dissert. de Secali cornuto, in-8. Berlin, 1822 (Raige-Delorme).

Klebs. — De l'ergot, à propos d'intoxic. par oxyde de carbone (Verhandl. der berlinen medicinischen Gesellschaft. Deutsche Klinik, 1865).

Laurent (Percy et Laurent). — Dict. des sc. méd., in-8. Paris, t. XXV, 1818.

Leperdriel et Clermont-Ferrand. — Ruche pharmaceutique. Montpellier, 1861-62 ? Lancet, 1863, t. II.

Lonicère. — Ergot de seigle contre l'hystérie (Payan).

Lang (Langius). — Épidémie de Zurich et de Berne, in Acta eruditorum, 1718 (cité par Renauldin, Bonjean).

Lang (Langius). — Descriptio morbor. ex usu clavor. secalinorum, etc., Campaniæ. Lucerne, 1717, in-8.

Lorinser. — Versuche un. Beobachtungen üb. Mutterkorn. Berlin, 1824 (Villeneuve).

Legouais. — Art. Seigle ergoté (obstétr.)., in Dict. des sc. méd., t. L, in-8. Paris, 1820 (Villeneuve).

Léveillé. — Mém. sur l'ergot de seigle, etc. (Annales Linnéennes pour 1826.) — Id. Broch, in-8, Paris, 1827 (Villeneuve).

Levrat-Perrotton. — Notes et observ. sur l'empl. thérap. du seigle ergoté, in-8. Paris et Lyon, 1837.

Lalesque. — Rech. sur l'emploi du seigle ergoté. Paris, 1837.

Lecointe. — Opium contre les accidents produits par l'ergot de seigle, in Courrier de l'Isère, 1843 (Bonjean, Payan).

Lapre. — Ergot de seigle (obstétr.). Thèse, 1828, n° 18. Paris.

Lazowki. — Ergot contre la blennorrhée chronique (Annales d'Omodei, 1854, t. CXLVII).

Langenbeck.— Ergotine, inj. sous-cut. contre les anévrysmes. (Schmidt's Jahrb., 1869, t. CXLIII.)

Löbel. — Ergotine inj. sous-cut. contre l'hémoptysie (Schmidt's Jahrb., 1867 et 1869.)

Leidenfrost. — Dissert. de morbo epidem. convuls. etc. 1er vol. de ses opuscules, in-8. Duisbourg, 1771 (Renauldin).

Mialhe.—Expé*. sur l'ergot de blé, comparat. etc. (Journ. des connaiss. médic., t. XVII).

Mérat et Delens. — Dict. de mat. méd.

Model. — Récréations chimiques (Renauldin).

Mulhausen. — Ergot contre les fièvres intermittentes (Payan).

Marx. — Lehre von der Giften, t. II.

Müller (J. M. F.).— De morbo spasmod. epidem. etc. Thèse, in-4. Francf.-sur-l'Oder, 1742. — In Coll. de Haller, t. I. Lausanne, 1757.

Mulcaille. — Mém. Acad. roy. des sc., 1748.

Merriman. — Synopsis..., 1838.

Montanari. — Alterazione prodotte per l'uso della segale cornuta (Annales d'Omodei, 1850, t. CXXXVI).

Müller (de Stettin). — Alcuni effetti della seg. corn. (Ann. d'Omodei, t. LXX).

Monneret et Fleury. — Compend. de méd., t. VI.

Millet. — Du seigle ergoté. (Mém. Ac. de méd. de Paris, 1854).

Maunsell.— Accid. dus à dose d'ergot, in Lond. med. Gazette, t. XVI (Pereira).

Macario. — Mém. acad. des sc. et lettres de Montpellier, 1857.

Mœller. — Conjectura de causis secalis cornuti. — In œconomisch-physikalische Abhandlungen. de C. L. Jacobi, in-8. Leipzig, 1751 (Renauldin).

Martin. — Zur Verhütung des puerpueralfiebers (Schmidt, t. CIX).

Niemann. — Obs. d'ergotisme. (Casper's, 1858, t. XIV).

Naumann. — Mutterk. bei Lungenblutung (Schmidt's, 1854).

Neate. — Ergot dans hématémè. e (Th. Lancet, 1854, t. II).

Nebel. — Abhandl. üb. die Schädlichk. des Mutterkorns, 1772 (Renauldin).

Nebel. — Dissert. de secali cornut. ejusq. noxis., in-4. Giessæ, 1771.

Nebel. — Progr. quo dissertationem de secali cornuto, a temerariis et coutumeliosis objectionibus. Dr. Schleger vindicat., in-4. Giessæ, 1772 (Renauldin).

Nonat, Serres et Depaul. — Rapport sur l'ergot de seigle, in Journ. de pharmacie, 1842 (Payan).

Orjollet. — Diss. sur les mauvais effets du seigle ergoté pris comme aliment. Thèse, Strasbourg, 1818 (Villeneuve).

Orfila. — Toxicologie, t. II, 5e édit. in-8, 1852.

Ozanam. — Hist. des maladies épidémiques, 2e éd., t. IV (Raige-Delorme).

Perrault. — Ac. roy. des sc., 1672 (Renauldin).

Parmentier. — Addit. aux récréations chimiques de Model. (Renauldin).

Pott (Percival). — Opium contre la gangrène, Œuvres chirurg. (trad. anonyme, in-8, t. II. Paris, 1777).

Percy et Laurent. — Art. Infusion, indic. d'expér. faites sur la vache pour accélérer le part, in Dict. des sc. méd., in-8. Paris, t. XXV, 1818 (Villeneuve).

Perrot. — Sur l'ergot de blé. (Gaz. des hôpit. — Med. Times, 1863).

Prescott (Oliver). — Dissertation on the nat. hist. and med. effects of secale cornutum. Lue à la Soc. méd. du Massachusetts, 1813. — Medical et physic. Journal, Lond., 1814, et t. XXXII, 1815. — Analyse par Charbonnier, in Journ. de méd. chir. et pharmacie, t. XXXI, et par Roche. Biblioth. méd., t. XLVII, etc. Indications données par Villeneuve, Renauldin.

Pignacca. — Annales d'Omodei, 1831 (Bayle).

Phœbus. — Deutsch. Cryptogam. Giftgewächse. Berlin, 1838.

Parola. — Nuove ricerche sullo sprone dei graminacei. (Annales d'Omodei, 1844. — Gaz. méd., Paris, 1844).

Philippoff. — Med. zeitung (russe), 1846 (Virchow Handb.).

Payan. — Mém. sur l'ergot de seigle. Mém. in-8. Aix, 1841.

Pereira. — Mat. méd. et thérap., 4e éd., in-8. London, t. II, 1re part. 1855.

Pizzocaro. — Segale cornuta, nell' inerzia dell' utero. (Gaz. med. Ital. Lomb., 1863).

Les *Professeurs de Marpurg.* — Von einer ungewöhnlichen, und in diesen Landen unbekannten, giftigen, anstrackenden Schwachheit, welche... der gemeine Mann, dieser Orte, in Hessen, die Kriebelkrankheit, Krimpfsucht, oder ziehende Seuche nennet... durch die Professoren Facultatis Medicinæ zu Marpurg in Hessen, in-4. Marpurg, 1597.

Robert. — In Rust's Magazin, t. XXV.

Ryan. — De Raphaniâ. Thèse, Upsal., in Amœnitat academ. de Linné, in-8. Erlangen, t. VI, 1789 (Renauldin).

Reguillet. — Diss. sur l'ergot, in-12. Dijon, 1771 (Renauldin).

Roffredi (abbé de Casa Nova). — Observ. sur le rachitisme du blé, les anguilles de la colle de farine, et le grain charbonné, in Journ. de physiq. de Rosier, t. V, in-4. Paris, 1775, et Supplément, etc., t. VII (Renauldin).

Richter. — Expertise sur l'empois. par l'ergot. (Casper, t. XX).

Rothman. — Dissert. de Raphaniâ. Upsal., 1763, in Amœnit. acad. de Linné (Renauldin).

Read. — Traité de l'ergot de seigle. Strasbourg, 1771, Metz, 1774 (Renauldin).

Roueix. — De la nature et des effets du seigle ergoté pour servir de réfutation au mémoire de M. Schleger, in-12. Paris, 1771 (Renauldin).

Renauldin. — Art. Ergot, Ergotisme (Dict. en 60 vol., in-8. Paris, t. XIII, 1815).

Roullin. — Ergot de maïs (en Amérique), in Journ. de chim. méd., t. V, 1829 (Millet).

Raige-Delorme. — Art. Ergot (Dict. en 30 vol., in-8. Paris, t. VIII, 1823, t. XXVIII, 2e éd., 1844).

Roche. — Art. Ergot, Ergotisme (Dict. de méd. et de chir. prat., in-8, t. VII, 1831).

Retzius. — Zur œtiologie der Kriebelkrankheit. œsterr. med. Wochenschr. 1848

Ramsbotham. — Accouch. prémat. par l'ergot (Med. Times, 1863, t. II).

Rayer. — Annal. Soc. méd. 1849.

Ritter, de Rottemburg (Wurtemberg). — Bull. de thérap., t. XXVII, XXVIII, cité par Allier, *ibid.*, 1860, t. LIX.

Ross (d'Édimbourg). — Bull. de thérap. cité par Allier, *ibid.*

Roussel. — Des pellagres et des pseudo-pellagres, in-8. Paris, 1866 (1re éd. 1845).

Ross (de Boulogne-sur-Mer). — Ergot dans purpura (The lancet, 1845, t. II).

Rust. — Efficac. du seigle ergoté dans accouch., in Rust's Magasin. Berlin, t. XXIII. — Kritisches Repertorium für die gesammte Heilkunde, t. VI, 1826 (Villeneuve).

Srinc. — Épidémie de Wartemberg (Bohême), 1736, in Satyr. med. Siles.) (cité par Tissot et Renauldin).

Sauvages. — Nosologie méthod. Necrosis ustilaginea (Renauldin).

Stout. — Ergot contre les diarrhées chroniques (Payan).

Saillant. — Rech. sur la maladie convuls. épid. attribuée à l'ergot, et confondue avec la gang. sèche des Solognots, in Mém. Soc. roy. de méd., t. I, 1779 (Renauldin).

Schlegel. — Journ. encyclop., juin 1771 (Renauldin).

Sangiorgio. — Dissertazione sobre la gramigna, che nella Lombardia infesta la segale, in-12. Milan, 1772 (Renauldin).

Schwenkfeld (Gaspard). — Kriebelkrankheit, 1603.

Salerne. — Epidémie d'Orléans, in Mém. de math. et de physiq., t. II, savants étrangers, 1748 (Renauldin, R.-Delorme, Bonjean, Millet).

Salerne. — Le seigle ergoté est-il dangereux ? (*Ibid.*, 1748).

Schleger. — Versuche mit dem Mutterk. Cassel, 1770.

Schleger. — Programma sistens clavos secalinos perperam venenum nominari, in-4. Casselis, 1772 (Renauldin).

Sennert. — Mém. Soc. méd. de Marpurg, 1797 (Tissot).

Stearns (John). — Act. de l'ergot sur l'utérus (New-York med. Repository, 1807).

Stearns (John). — Account of the pulvis parturiens, in a letter to S. Akerly, *ibid.*, t. V, 1808, in-8. New-York.

Stearns (John). — Observations on the secale cornutum or spurred rye, in Americ. med. Recorder. — Cité in London med. repository, t. XIX et XX. Lond. 1823. — Bull. des sc. méd., t. I, trad., analyse. — Indications de Villeneuve, op. cit.

Simon (John). — Mode d'action de l'ergot (The Lancet, 1850, t. II).

Spajrani. — Sul modo d'agire della segale cornuta (Annales d'Omodei, 1834, t. LXXII).

Schneider. — Ergot contre l'hématémèse et les métrorrhagies (Hufeland's Journal, 1837. — Gaz. méd., 1837).

Sovet. — Act. physiol. de l'ergot de seigle. (Archives de méd. belges, 1847. — Bull. Acad. roy. de Belgique, 1844. — Analyse. Gaz. méd., 1848). (Je n'ai pas l'indication du travail de 1844).

Sée (Germain). — Sur les propriétés de l'ergot de seigle. Thèse, Paris, 1846, n° 99.

Strahler. — Ub. Vergiftung durch Mutterk. mit eigenen Versuchen (Casper's Vierteljahress., 1856, t. IX).

Silbert (J. S.). — De l'ergot de seigle. Thèse, Paris, 1864, n° 213.

Tulasne. — Comptes-rendus Ac. des sc., t. XXXIII.

Tulasne. — Ann. des sc. nat., 3e série, t. XX, 1853.

Taube. — Geschichte der Kriebelkr. in den Zellischen Gegenden, en 1770-71, in-4. Göttingen, 1782. (Niemann, Renauldin). Analyse in Commentaria de rebus gestis, etc., in-8. Lipsiæ, t. XXV, 1782 (Renauldin).

Tillet (Mathieu). — Diss. sur la cause qui noircit et corrompt les grains de blé, in-4. Bordeaux, 1755 (Renauldin).

Tessier (l'abbé). — Mém. soc. roy. de méd., t. I, 1776-77.

Tessier (l'abbé). — Expériences diverses, *ibid.*, t. III, 1778.

Tessier (l'abbé). — Mém. sur les eff. du seigle ergoté, *ibid.*, t. V, 1780.

Thuillier. — Expériences, in Journ. des sav., 1676 (Renauldin).

Tissot. — Maladies des nerfs. OEuvres de Tissot, édit. Hallé, in-8. Paris, t. XI, 1813.

Trousseau et Maisonneuve. — Ergot de seigle, in Bull. gén. de thérap , t. IV, 1833. (Millet, Sée).

Trousseau et Pidoux. — Thérap., 8e éd., t. II, 1869.

Tardy. — Ergotisme. Thèse, Paris, 1858.

Taylor. — Ergot contre la myélite et paraplégie (Schmidt, t. CXV. — Brit. med. Journ., 1862).

Willdenow. — In Hecker's Jahrb. der Staatsarzneikunde, t. I. — Pathol. des Plantes. (Villeneuve).

Wagner (de Schlieben). — Épid. f. convulsive. en 1831-32.

Vater. — De morbo spasmod. convuls. Wirtemberg, 1723 (Raige-Delorme).

Wedel et Wolff. — Disput. de morbo spasmodico, etc. (Renauldin). Il y a erreur dans l'indication donnée par cet auteur.

Waldschmidt et Scheffel. — De morbo epid. convuls. per Holsatiam grassante, oppido rarò, in-4. Kiliæ, 1717 (Renauldin).

Vétillart. — Mém. sur une espèce de poison qu'on appelle ergot, et méth. curat., in-4. Paris, Imp. roy., 1770 (Renauldin).

Wesener. — Sur les propr. du seigle erg., trad. de Hufeland's Journal, par Marc. In Biblioth. méd., t. LXII, 1818, (Villeneuve).

Villeneuve. — Empl. du seigle erg. (obstétr.). Mém. in-8, 1827.

Wright (Samuel). — Empl. thérap. de l'erg. (Edinburgh med. and surg. Journ., 1839-40, t. LII, LIII, LIV).

Uberti. — Mém. lu à l'Acad. de Brescia, 1841, in Annales d'Omodei, t. XCI, (Millet).

West (Uredale). — Is the erg. of Rye, when administred to the mother during labour, dangerous to the child? in Obstetrical Transactions, t. III.

Woakes (E.). — Erg. of Rye in the treatm. of neuralgia (Bristish med. Associat., cité in Americ. Journ. of med. sc., 1868).

Willebrand (of Helsingfors). — Secale cornutum, in disturbance of accommod. of the eye (Asthenopia), *ibid.*, 1865.

Willebrand (of Helsingfors). — Ueber die Wirkung des sekale cornutum (Schmidt's Jahrbücher, t. CVIII).

Wenzel. — Princ. actifs de l'ergot. (Amer. Journ. of med. sc. med. Times, 1865, t. II).

Verardini. — Ergot et coca, contre la paraplégie (Journ. de Bruxelles, t. XIV, 1867. — Cité in Schmidt's Jahrb., 1867, t. CXXXV).

Wiggers. — Inquisitio in sec. corn. in. Göttingen, 1831 (Raige-Delorme).

Vickel. — Bair. Corresp. Blatt., 1844.

Paris. — Imprimerie de E. MARTINET, rue Mignon, 2.

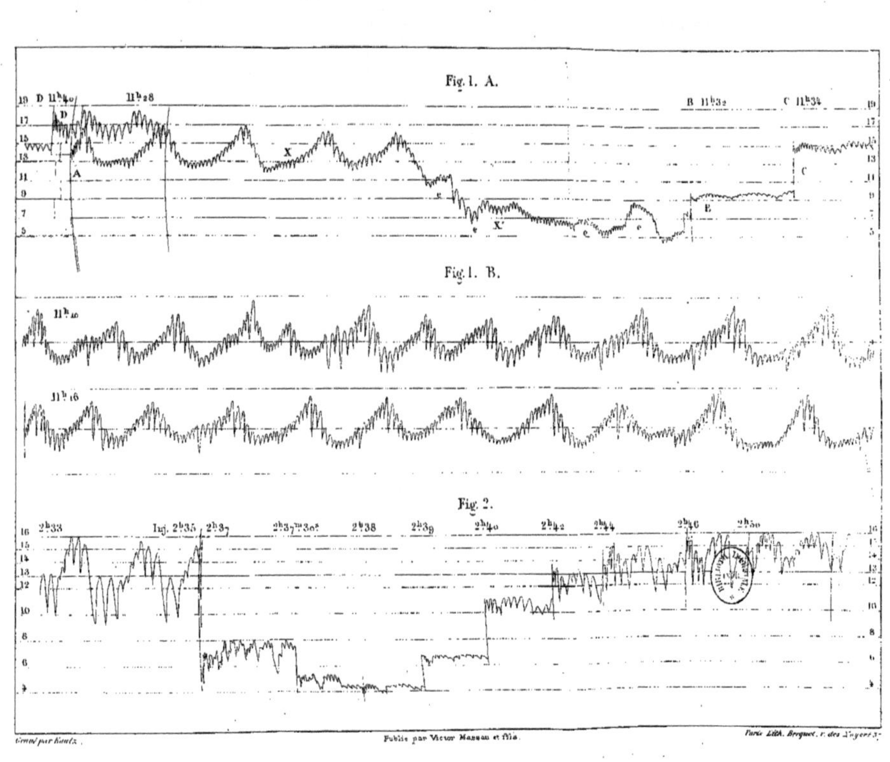

Gravé par Koutz.   Publié par Victor Masson et fils.   Paris Lith. Brequet, r. des Noyers 3.

www.ingramcontent.com/pod-product-compliance
Ingram Content Group UK Ltd.
Pitfield, Milton Keynes, MK11 3LW, UK
UKHW020925120726
13693UKWH00003B/1139